Karin Köster

Praktischer Ratgeber
Sommerekzem
Ein Weg zur Heilung

Die Autorin hat das Buch nach bestem Wissen und unter Berücksichtigung der eigenen langjährigen Erfahrung geschrieben. Sämtliche Inhalte dieses Buches enthalten keine Heilaussagen. Die Diagnose und Therapie von Erkrankungen und anderen körperlichen Störungen erfordert die Behandlung durch Veterinärärzte und Tierheilpraktiker/Naturheilärzte. Die Informationen in diesem Buch dienen nicht als Ersatz für eine veterinärärztliche Behandlung. Das mit einer falschen Diagnose oder Behandlung verbundene Risiko kann nur durch die Einbeziehung eines Veterinärmediziners/Tierheilpraktikers/ Naturheilarztes verringert werden. Wie jede Wissenschaft ist die Veterinärmedizin ständigen Entwicklungen unterworfen. Forschung und klinische Erfahrungen erweitern unsere Erkenntnisse, insbesondere was Behandlung und medikamentöse Therapien mit bestimmten Futtermitteln anbelangt. Soweit auf den Seiten dieses Buchs eine Anwendung, Dosierung oder ein bestimmtes medizinisches oder ernährungstherapeutisches Vorgehen erwähnt wird, kann keine Gewähr übernommen werden. Jeder Leser ist angehalten, durch sorgfältige Prüfung und gegebenenfalls nach Konsultation eines Veterinärmediziners/Tierheilpraktikers/Naturheilarztes festzustellen, ob die gegebenen Empfehlungen und Richtlinien im konkreten Fall zutreffend sind. Jede Anwendung oder Therapie erfolgt auf eigene Gefahr des Lesers.

©2009 / © 2020 Karin Köster
www.karin-koester.de
Alle Rechte vorbehalten
Cover- und Umschlaggestaltung: Udo Leinigen Grafikdesign, Oldenburg
Illustrationen: Stephanie Dreifke, Düsseldorf
Fotos: Karin Köster
Herstellung und Verlag: BoD- Books on Demand, Norderstedt
ISBN 9783752625066

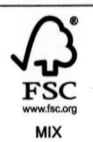

Die Autorin

Mit acht Jahren wurde ich vom Pferdevirus infiziert. Als ich zwölf war, begegnete mir auf einem Ferienhof ein Ponywallach namens Schampus. Er sah erbärmlich aus: An Mähne und Schweifrübe waren fast keine Haare mehr vorhanden, sein Fell war struppig und mit kahlen Stellen übersät. Dauernd scheuerte er sich an den Weidepfählen. Schampus durfte nicht mit den anderen Pferden zusammen sein, denn, so wurde mir erklärt, er hatte eine ansteckende Krankheit. Als der Ferienhof aufgelöst und alles verkauft wurde, wollte niemand dieses Pony haben. Obwohl er einen netten Charakter hatte und von Kindern gut zu reiten war, landete Schampus auf dem Schlachthof. Auch jetzt, dreißig Jahre später, muss ich hin und wieder an ihn denken. Er war das erste Pferd mit Sommerekzem, das mir begegnet ist, und der Gedanke an ihn macht mich gleichzeitig traurig und dankbar: Traurig, weil ihm damals niemand zu helfen wusste und dankbar, weil Schampus mich auf meinen Weg gebracht hat. Ich betreibe einen Therapiehof für Pferde mit Sommerekzem. Auf meinem Hof gibt es keine Ekzemer-Decken und keine „Einzelhaft". Im Sommer surren hier die Mücken genauso umher wie beinahe überall in Deutschland. Das Sommerekzem ist heilbar. Der Hauptpfeiler meiner Arbeit ist die Orientierung an den natürlichen Bedürfnissen der Pferde. Mein Anliegen ist es, mit diesem Buch Menschen und Pferden gleichermaßen zu helfen. Und es wäre für mich die Erfüllung eines großen Wunsches, wenn es mir gelänge.

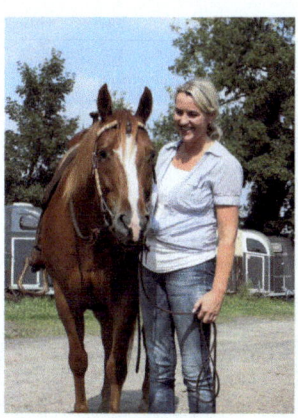

Vorwort

Immer mehr Pferde leiden am Sommerekzem. Sie werden von einem wiederkehrenden, heftigen Juckreiz gequält, der ihre Besitzer verzweifeln lässt. Dieser Ratgeber soll Ihnen eine praktische Hilfe sein. Er räumt auf mit dem Aberglauben, die Mücken seien verantwortlich für das Sommerekzem, und erklärt die tatsächlichen Ursachen. Dadurch eröffnet sich ein Weg, den Sie ab jetzt gehen können, damit es Ihrem Pferd besser geht - ohne Ganzkörper-Decke und Stall-Arrest. Das Buch ist bewusst leicht verständlich formuliert, auf Fachbegriffe wird weitestgehend verzichtet. Zusammenhänge werden einfach und gut nachvollziehbar dargestellt, damit die Ratschläge leicht zu verstehen und umzusetzen sind.

Ich wünsche Ihnen und Ihrem Pferd von ganzem Herzen alles Gute!

Karin Köster

Inhalt

4 Pferdegerechte Haltung

5 Pferdeseele und Sommerekzem

1 Was ist das Sommerekzem?

Alle Jahre wieder...

Es gibt Pferde, die machen einen kerngesunden Eindruck. Zumindest im Winter. Wenn nämlich die Sonne höher steigt, die Tage länger werden und die Luft sich erwärmt, dann fangen sie plötzlich an, sich zu scheuern. Es juckt sie der Mähnenkamm, die Schweifrübe, die Bauchnaht, Hals, Rücken... Von Jahr zu Jahr sind mehr Pferde betroffen. Wer an Neurodermitis leidet, der weiß, dass Juckreiz einen an den Rand des Wahnsinns treiben kann. Man kratzt sich so lange, bis es blutet und schmerzt, und dieser Schmerz ist eine Wohltat gegenüber dem Juckreiz.

So geht es Pferden mit Sommerekzem. Sie scheuern sich an Wänden, Futterkrippen, Weideumzäunungen etc., bis der Juckreiz durch den Schmerz betäubt wird. Auch herausstehende Nägel oder Stacheldraht werden in der

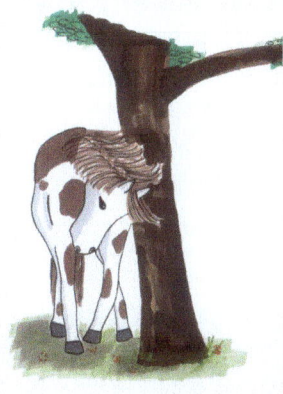

heftigen Not benutzt. Nicht verwunderlich, wenn sich die Haut entzündet, weil Schmutz in die Wunde gerät. Durch die fortwährende Reizung wird die Haut immer dicker und legt sich in wulstige Falten. In diesen eingequetschten, luftarmen Bereichen fängt es an zu nässen. Zu allem Überfluss setzen sich auch noch Fliegen und andere Insekten auf die empfindlichen Bereiche. Sie hinterlassen Verunreinigungen und bereiten einen Nährboden für Folgeerkrankungen. Und schon fängt es wieder heftig an zu jucken – ein teuflischer Kreislauf!

Sind die Mücken wirklich Schuld?

Wann dieser Horrortrip beginnt hängt ganz davon ab, wo das Pferd wohnt. In manchen Gegenden liegt länger Schnee, ist es länger kalt. Irgendwann aber sind die Frühlingsboten da: die Sonne, die Wärme, die grüne und blühende Natur und außerdem - die Mücken. „Schuld am Sommerekzem sind die so genannten Culicuides Spezies." Diesen Satz hört und liest man immer wieder. Der lateinische Fachbegriff meint eine millimeterkleine Mückenart, die auch Kriebelmücke oder Gnitze genannt wird. Das bedeutet, unsere Pferde wären gesund, wenn es keine Mücken gäbe, oder? Dem ist nicht so. Denn: Die Mücken sind nicht die Ursache für das Sommerekzem.

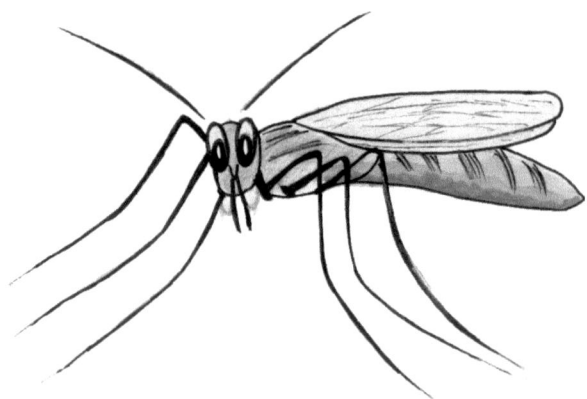

Schauen wir uns einmal an, was die Mücken mit unseren Pferden anstellen: In der Phase der Dämmerung stürzen sie sich auf ihre Opfer. Sie sind nachtaktiv und meiden die strahlende Sonne. Am liebsten stechen sie dort, wo die Haare des Pferdes senkrecht stehen, wie zum Beispiel am Mähnenkamm oder an der Schweifrübe. Aber es ist nicht der Stich selbst, der die Qual auslöst, sondern die allergische Reaktion des Pferdes auf die Speichelsekrete der Mücken.

Die Mücken sind nicht die Ursache für das Sommerekzem.

Allergie – eine übersteigerte Abwehrreaktion

Das Pferd reagiert allergisch auf den Speichel der Mücken. Allergien erfahren die meisten Menschen mittlerweile am eigenen Leib, auch bei unseren Haustieren sind uns Allergien längst bekannt. Eine Allergie ist eine Überempfindlichkeitsreaktion des Körpers auf einen bestimmten, eigentlich harmlosen Stoff. Der Speichel der Mücken stellt den harmlosen Stoff dar. Nicht der Stoff selbst erzielt die krankmachende Wirkung, sondern die Reaktion des Organismus. Hier geschieht eine Überreaktion des Immunsystems auf eine im Grunde normale Umgebung. Die übersteigerte Abwehrreaktion des Organismus erfolgt nicht nur gegen eine bestimmte Mückenart. Oftmals gibt es auch allergische Reaktionen auf andere Insekten wie Fliegen oder Bremsen. Und damit nicht genug: Zu der Hautreaktion kommt zuweilen noch eine allergische Atemwegserkrankung hinzu.

Symptom – Ursache

Der Juckreiz beim Sommerekzem ist ein wiederkehrendes **Symptom.** In der Praxis wurde bisher meistens versucht, mit unzähligen Mitteln dem Symptom zu Leibe zu rücken. Das Symptom wird jedoch immer wieder auftreten, solange die Ursache nicht behoben wird. Und die **Ursache** befindet sich im betroffenen Pferd. Wenn also die Symptome verschwinden sollen, müssen wir uns der Ursache für das Sommerekzem annehmen.

Warum reagiert der Körper allergisch?

Weil der Organismus der betroffenen Pferde sich nicht im Gleichgewicht befindet. Dieses Ungleichgewicht macht eine allergische Reaktion überhaupt erst möglich. Irgend etwas hat das komplizierte Zusammenspiel sämtlicher Organe und Vorgänge im Pferdekörper so massiv durcheinander gebracht, dass es sich nicht „von allein" wieder reguliert. Und aufgrund dieser Problematik im Pferdeorganismus, dieses Ungleichgewichts, kommt es zur Überreaktion auf den eigentlich harmlosen Speichel. Dies ist ein wichtiger Punkt: Der Grund

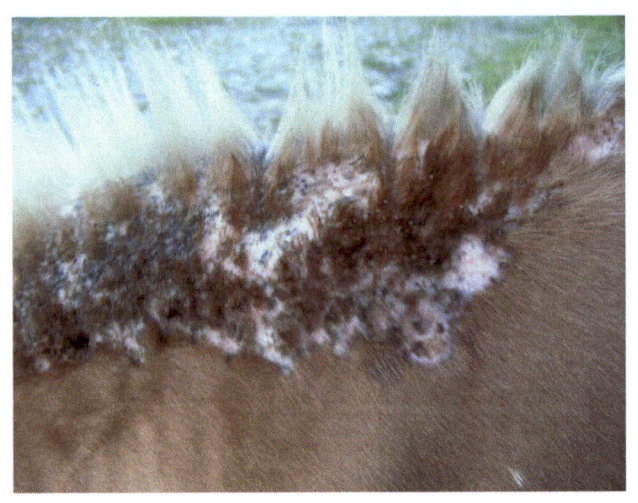

für die Erkrankung am Sommerekzem ist in jedem einzelnen Pferd zu suchen. Die Ursache befindet sich im betroffenen Pferd. Bei den Mücken suchen wir sie vergebens.

Denn wenn die Mücken die Ursache wären, dann müssten ja alle Pferde auf einer Weide gleichermaßen betroffen sein. Oder kennen Sie Ställe bzw. Pferdepensionen, wo alle dort untergebrachten Pferde am Sommerekzem erkrankt sind? Selbst in Gegenden, wo es überdurchschnittlich viele Mücken gibt, leiden nicht alle Pferde am Sommerekzem.

Bleiben wir noch einen Moment bei den Mücken. Man sollte meinen, dass die kleinen Plagegeister jedes Pferd gleichermaßen angreifen, nicht wahr? Das tun sie nicht! Jedes Pferd wird malträtiert, aber die Sommerekzem-Pferde um ein Vielfaches mehr. Warum? Weil diese Pferde anders, nämlich für die Mücken attraktiver, riechen. Dieser andersartige Geruch hat seine Ursache ebenfalls im betroffenen Pferd. Und wenn sich dann erst einmal blutige Stellen am Körper befinden, sind die Insekten sowieso nicht mehr weit.

Der Grund für die Erkrankung am Sommerekzem **ist in jedem einzelnen Pferd** zu suchen. Die **Ursache** befindet sich **im** betroffenen Pferd. Bei den Mücken suchen wir sie **vergebens.**

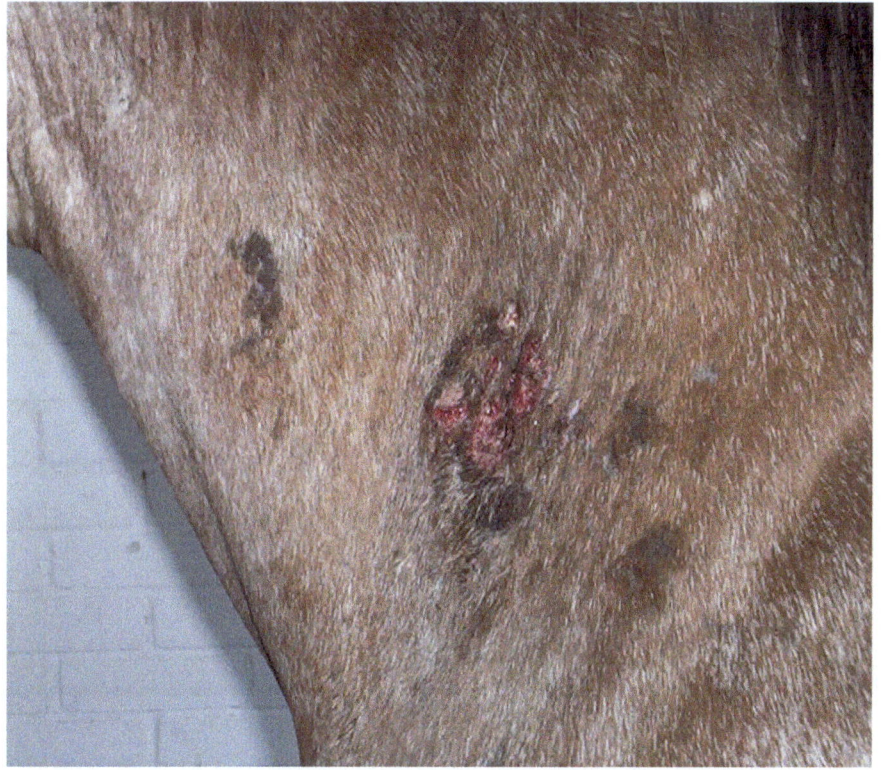

Aus dem Gleichgewicht – nur im Sommer?

Fassen wir zusammen: Irgendetwas hat seinen Organismus durcheinander gebracht, deshalb reagiert Patient Pferd auf einen eigentlich harmlosen Stoff übertrieben. Außerdem verströmt er einen anderen Geruch als sein Kollege. Aber warum nur im Sommer?

Weil sich in unseren Breitengraden die Mücken meist nur zu dieser Jahreszeit zeigen, wird die Erkrankung dann für uns deutlich sichtbar. Sie ist aber im Winter genauso vorhanden. Das heißt: Der Pferdeorganismus ist nicht in Ordnung, weder im Sommer noch im Winter. Manche betroffenen Pferde zeigen auch im Winter, dass etwas mit ihrer Gesundheit nicht stimmt. Sie leiden unter Husten, andere haben Mauke oder Augenentzündungen. Wären die Mücken auch im Winter aktiv, würden die Pferde sich das ganze Jahr durch scheuern.

Im rauen Seeklima, zum Beispiel auf den Nordseeinseln, gibt es die Mücken nicht, auch nicht im Sommer. Ihnen behagt das dortige Klima und vor allem der Wind nicht. Das Sommerekzem-Pferd leidet während seines Aufenthalts am Meer nicht unter Juckreiz, kann also eine ungestörte Zeit genießen. Ihm geht es dort in Bezug auf Mücken deutlich besser als in seinem ursprünglichen Zuhause, doch dürfen wir nicht vergessen, dass die Ursache nach wie vor bestehen bleibt, wenn sich „nur" die klimatischen Bedingungen ändern.

Der Organismus des Sommerekzem-Pferdes ist nicht in Ordnung – weder im Sommer noch im Winter

Was bringt den Pferdeorganismus aus dem Lot?

Das Sommerekzem ist eine Stoffwechselstörung aufgrund einer Überlastung der Entgiftungsorgane. Wie es dazu kam, also der Grund für diese Stoffwechselstörung, ist nicht bei allen Pferden gleich. Sonst würde dieses Buch zwei statt vierundsechzig Seiten umfassen.

Sommerekzem	=	Stoffwechselstörung
Ursache für die Stoffwechselstörung	=	Überlastung der Entgiftungsorgane
Körperliche Ursachen bedingt durch Fütterung und Haltung		Seelische Ursachen bedingt durch psychische Einflüsse

2 Körperliche Ursachen

Was ist eine Stoffwechselstörung?

Der Begriff Stoffwechsel bedeutet: Es wird Nahrung in den Körper aufgenommen, diese wird chemisch umgewandelt und in anderer Form wieder ausgeschieden. Eine Stoffwechselstörung ist somit eine nicht einwandfreie Umwandlung von aufgenommener Nahrung im Körper.

Wie kam es zur Stoffwechselstörung?

Durch Ablagerungen im Darm kann dieser nicht mehr einwandfrei sortieren und verwerten. Wie es zu diesen Ablagerungen kommen kann, wird später erklärt. Einen Teil der (Gift-)stoffe lagert der Darm ein, andere Teile leitet er an die Entgiftungsorgane weiter. Die betroffenen Entgiftungsorgane des Pferdes sind Niere und Leber, und diese sind mit der zusätzlichen Arbeit überlastet.

Eine Überlastung führt dazu, dass das jeweilige Organ seine Arbeit nicht mehr optimal leisten kann und seine Funktion langfristig stark eingeschränkt wird. Um die im Pferdekörper befindlichen Giftstoffe trotzdem abzubauen,

sucht der Organismus nach einer anderen Ausleitungsmöglichkeit. Beim
Sommerekzem-Pferd ist dies die Haut.

Tragende Stuten

Eine am Sommerekzem leidende, tragende Stute verspürt im Jahr ihrer
Trächtigkeit deutlich weniger Juckreiz, weil sie ihre Gebärmutter als Ent-
giftungsorgan nutzen kann. Auf die Gesundheit des Fohlens hat die Gift-
zufuhr logischerweise Auswirkungen. Allerdings muss das Fohlen nicht
automatisch später ebenfalls am Ekzem leiden, die Folgen können viel-
fältiger Natur sein. Man sollte eine am Sommerekzem erkrankte Stute
nicht zur Zucht einsetzen.

Ersatz-Entgiftungsorgan Haut

Das betroffene Pferd nutzt sein größtes Organ, die Haut, zur Entgiftung.
Über die Poren werden Giftstoffe ausgeleitet. Deshalb riecht dieses Pferd anders als seine nicht betroffenen Artgenossen. Es wird nun von den Mücken
mit Vorliebe angeflogen.

Das am Sommerekzem leidende Pferd nimmt zur Entgiftung die Haut, weil
sie das größte Organ ist. Es bleibt ihm keine andere Möglichkeit. Die Entgif-
tungsnot ist so groß, dass es ein großes Ventil braucht – das größte, das es
nutzen kann. Und das ist die Haut.

Die Nutzung des Ersatz-Entgiftungsorgans kann nicht ohne Folgen für den
Organismus bleiben. Schließlich ist so ein Organismus ein ausgeklügeltes System, in dem auch die winzigsten Funktionen aufeinander abgestimmt sind.
Aktionen haben immer Reaktionen zur Folge. Deshalb bleibt es oftmals im
Laufe der Jahre nicht „nur" beim Sommerekzem, sondern es kommen noch
weitere Krankheiten hinzu. Ein Sommerekzem-Pferd ist auch immer Hufre-
he-gefährdet.

Wie kommt es zur Überlastung der Entgiftungsorgane?

Um dieser Frage auf den Grund zu gehen, möchte ich Ihnen eine kleine Geschichte erzählen. Sie handelt von einem quicklebendigen Fohlen namens Sammy und soll stellvertretend für die Haltung vieler Pferde in Deutschland stehen. Sammys mögliche rassetypische Veranlagung zum Sommerekzem soll unberücksichtig bleiben - diese spielt nur eine untergeordnete Rolle. Pferde jeder Größe und Rasse können betroffen sein – ebenso wie es viele „Nordpferdetypen" gibt, die nicht erkranken. Die farbig gedruckten Wörter werden wir anschließend genauer betrachten.

Sammy

Sammys Besitzer Ulla und Fred meinen es gut mit ihm und wünschen sich, dass er später ein gutes Reitpferd wird. Sie wollen alles richtig machen, deshalb haben sie andere Züchter und den Tierarzt ausgefragt, sich von Futtermittelhändlern beraten lassen und sich mit einschlägiger Literatur befasst. Sammys Besitzer sind schon seit vielen Jahren aktive Reiter und verfügen über eine Menge Erfahrung. Jeden Tag besuchen sie ihr Fohlen und freuen sich an ihm. Sammy bekommt in den folgenden Jahren alles, was er braucht. Jetzt ist er vier Jahre alt und wird geritten. Kommen Sie doch einfach mal mit in sein Zuhause:

„Wir wollen im Sommer ein paar Turniere mit Sammy besuchen", erzählt Fred stolz während der Fahrt zum Stall. „Er ist das beste und schönste Pferd der Welt!" schwärmt Ulla. Man merkt ihr an, dass sie es kaum erwarten kann, endlich beim Stall anzukommen. Doch dort wartet heute eine böse Überraschung auf sie. Sammy steht in seinem Paddock und scheuert sich den Hintern an der Stallwand! Die Haare an seiner Schweifrübe stehen ab wie bei einem alten Schrubber. Ein sicheres Zeichen für Wurmbefall, sind sich Ulla und Fred einig. Sie wundern sich zwar, denn sie haben Sammy erst kürzlich entwurmt, doch besorgen sie schnell eine Wurmkur vom Tierarzt und vereinbaren bei der Gelegenheit gleich einen Termin zur halbjährlichen Impfung. Wieder zurück im Stall geben sie Sammy die Paste ins Maul. Weil es neuerdings nach Äpfeln schmeckt, mag er das Zeug sogar ganz gern. Die Besitzer sprühen sein Fell mit einem Glanzspray ein und putzen ihren Freund gründlich, so wie sie es jeden Tag tun. Jetzt sieht auch seine Schweifrübe wieder manierlich aus. Weil er so brav ist und sie ihm gerne zeigen, wie lieb sie ihn haben, bekommt er zum Abschluss ein paar Leckerwürfel. Sammy mag besonders die Sorte, die nach Eukalyptus riecht und weiß genau, in welcher Jackentasche sich die Belohnung befindet. Nun kontrollieren die beiden Sammys Box und stellen fest, dass sie frisch eingestreut wurde. Das Stroh sieht irgendwie grau aus. Dafür sind das Heu und die Heulage umso besser: Sie stammen vom größten landwirtschaftlichen Betrieb in diesem Ort und der liefert immer beste Qualität. Sammy bekommt jeden Tag fünf Kilo Heu, sein Boxnachbar kriegt Heulage, weil er empfindliche Atemwege hat.

Weil so ein großes Pferd eine Menge frisst, ist die Futterkrippe angefüllt mit Hafer, Gerste, Mais, Pferdemüsli und einer Handvoll Mineralfutter, das aussieht wie gepresstes Kaninchenfutter. Letzteres war nicht ganz billig, dafür sind aber wirklich alle Vitamine und Mineralien drin, die ein Pferd braucht, erklärt Fred. Sammy ist ein sehr schlankes Pferd und andere Reiter haben schon gemeint, er sei viel zu dünn. Deshalb achten seine Besitzer ganz besonders auf eine optimale Mineralzufuhr und geben ihm abends eine Extra-Portion von dem neuen Wellness-Futter, das ihnen kürzlich auf einer Messe empfohlen wurde.

Apropos Mineralien: An Sammys Boxenwand hängt ein brauner Mineral-Leckstein, denn Pferden sollte immer ein Leckstein zur Verfügung stehen. Sammys Tränkebecken ist auf dem Grund rostbraun. Das ist in den anderen Selbsttränken im Stall genauso. Die Stallbesitzer fördern ihr Wasser aus einem eigenen Brunnen, das spart Geld und Ressourcen.

Im Haushalt fällt oft etwas an, worüber Sammy sich freut: Äpfel, Karotten und Brot. Die Arbeitskollegen sammeln ebenfalls fleißig, so dass eine Plastiktüte schnell voll ist. Fred leert den Inhalt in Sammys Futterkrippe und seine Stallgenossen bekommen auch etwas ab. Sammy hört das Rascheln der Tüte und scharrt ungeduldig mit einem Vorderhuf auf dem Stallgassenboden. Ulla und Fred gehen wieder zurück zu ihm und werfen auf ihrem

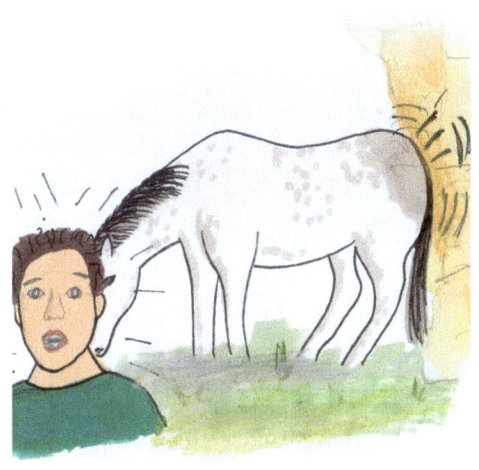

Weg einen Blick durchs Fenster: Die Sonne scheint. Nur noch ein paar Tage, und die Weidesaison beginnt endlich wieder! Einladend sattgrün und üppig lockt das Gras auf den Wiesen. Das wird Sammy gut schmecken!

Der Alptraum hat begonnen...

Weil dies ein Buch über das Sommerekzem ist ahnen Sie vermutlich schon, dass das Jucken der Schweifrübe nicht durch die Wurmkur behoben werden konnte. Im Gegenteil: Mit Erschrecken beobachten Ulla und Fred in den folgenden Tagen, dass Sammy sich zusätzlich heftig den Mähnenkamm schubbert.

Was nun folgt ist eine Odyssee, die man keinem Pferdefreund wünscht. Es werden eine Menge Fachleute zu Rate gezogen, sehr viel Geld für Therapien, Lotionen, Sprays, Tinkturen usw. ausgegeben, doch nichts hilft. Man tauscht sich mit anderen Betroffenen in Internetforen aus und fahndet nach Literatur.

Schließlich bleibt Ulla und Fred kein anderer Ausweg, als Sammy eine Decke zu kaufen. Jetzt ist sein Fell geschützt, nur die Beine gucken unten raus. Und – Sie werden es nicht glauben – jetzt kratzt und beißt er sich sogar dort! Die verzweifelten Besitzer überlegen, die Beine mit Transportgamaschen zu schützen. Die Decke schließt den Hals mit ein und am Kopf trägt Sammy eine Fliegenmaske. Apropos Fliegen: Merkwürdigerweise reagiert Sammy plötzlich überempfindlich auf Bremsen und Fliegen, wenn man mit ihm ins Gelände geht. Kürzlich ist er sogar durchgegangen, weil es irgendwo summte, und deshalb trauen sich Ulla und Fred nicht mehr mit ihm nach draußen. Die Turnierteilnahme haben sie aufs nächste Jahr verschoben und reiten ihr Pferd jetzt ausschließlich in der Halle.

Was ist passiert?

Auf den Punkt gebracht: Der Trichter ist übergelaufen. Sammy hat so viel „gutes" Futter bekommen, er hat so viel Nicht-Natürliches aufgenommen, dass der Verdauungsprozess in seinem Organismus nicht mehr reibungslos ablaufen konnte. Sein Körper war nicht mehr in der Lage, die aufgenommene Nahrung optimal für sich zu verwerten. Dies konnte von den Besitzern erst ab dem Tag wahrgenommen werden, an dem Sammy anfing, sich zu scheuern. Doch seine Probleme begannen sehr viel früher.

Energiereiche, artenarme Weiden (zu wenig Rohfasern, zu viel Fruktan)

Überschuss an Protein, Stärke, Glukose

synthetische Zusätze

Trennmittel

künstlich hergestellte Mineralien oder Vitamine

Schadstoffe (Luftverschmutzung, Düngemittel, Pestizide)

Überschuss

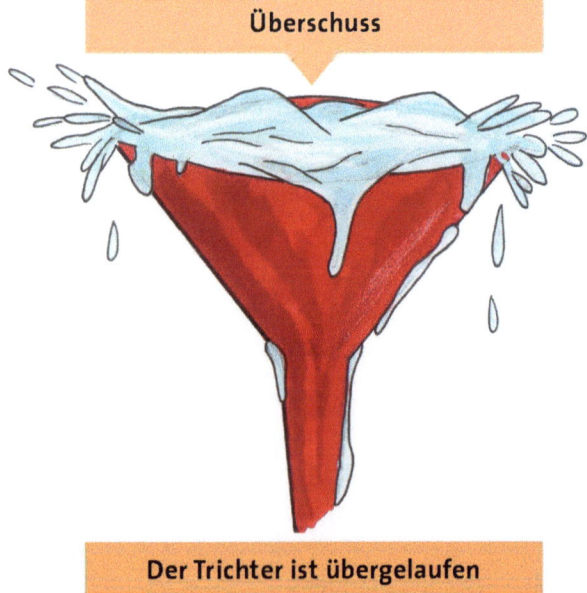

Der Trichter ist übergelaufen

Damals wie heute

Die meisten von uns haben schon mal davon gehört, wie Pferde ursprünglich in freier Wildbahn gelebt haben: Sie waren Steppentiere in karger Vegetation, täglich etliche Stunden und etliche Kilometer unterwegs, um Nahrung zu finden und aufzunehmen. Das Futter bestand aus harten energiearmen Gräsern, Blättern, Kräutern, Zweigen und anderen pflanzlichen Stoffen. Diese Nahrung wurde Tag und Nacht kontinuierlich in kleinen Mengen aufgenommen.

Unsere Pferde heute sind immer noch Steppentiere. Genauso wie ihr Fluchtinstinkt hat sich auch der Verdauungsapparat und das Fressverhalten wenig bis gar nicht verändert. Damit einher geht das Bedürfnis nach sehr viel Bewegung, denn das Pferd ist ein Lauftier. Die Verdauung kann nur bei ausreichender Bewegung optimal funktionieren. Auch der Schutz und die Sicherheit, die das Leben in einer Herde bieten, sind für das Pferd damals wie heute wichtig.

... und dann kam der Mensch

Als wir Menschen das Pferd für uns entdeckten, veränderten wir seine Lebens- und Ernährungsbedingungen drastisch. Jetzt bekommt es wenige Mahlzeiten, dafür üppig und überreich an Energie. Die vom Pferd benötigte karge, pflanzliche Nahrung wird ersetzt durch gemahlenes Powergetreide oder Kraftfutter- und Müslimischungen, die mit chemischen Stoffen angereichert wurden.

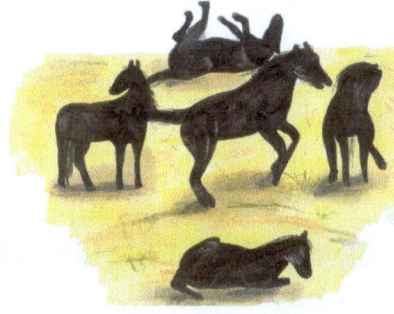

Es liegt nicht in der Natur des Pferdes, Getreide zu fressen. Hinzu kommt, dass „reines" Getreide wie Hafer, Gerste, Mais etc. meist längst nicht mehr rein ist. Hier gibt es Maßnahmen, auf Aussehen, Haltbarkeit und Geruch Einfluss zu nehmen, die mehr dem Menschen dienen als dem Pferd.

Tierfutter – ein lohnender Markt

Die Chemieindustrie macht uns die Pferdefütterung und –pflege herrlich einfach. Für jeden Bedarf gibt es das passende Produkt, jedes Problemchen kann mit dem richtigen Gegenmittel behoben und jeder scheinbare Mangel schnell und einfach ausgeglichen werden. Den Futtermittelproduzenten ermöglicht der Chemieeinsatz eine deutlich längere Haltbarkeit und damit immense Kostenersparnis. Außerdem kann das Futter den unterschiedlichen Bedürfnissen der Pferde bzw. ihrer Besitzer angepasst werden. Eine beinah unüberschaubare Menge an verschiedenen Futtersorten steht uns zur Auswahl – Tierfutter ist ein lohnender Markt. Wir lassen uns von klangvollen Namen und dem Design der Verpackung leiten. Wir vertrauen den Ausführungen des Verkäufers. Oder wir vergleichen die Preise und entscheiden dann.

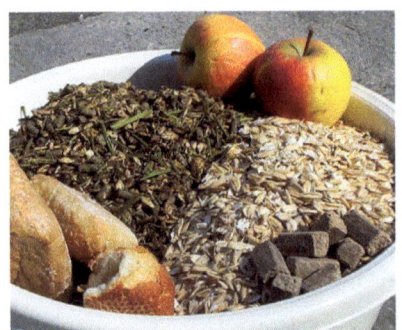

Glücklich erreichen wir mit unseren Futtersäcken den Stall. Jetzt geht es nur noch darum, wie viel wir unserem Pferd täglich davon geben. Wir hören von Erhaltungs- und Energiebedarf und sind zu Recht verwirrt. Weil wir unser Pferd erhalten wollen und es ja auch Leistung erbringt, schütten wir täglich einen bis acht Kilo Kraftfutter in seinen Trog.

Die Lebens- und Ernährungsbedingungen der Pferde haben sich drastisch verändert: von karger, pflanzlicher hin zu üppiger, energiereicher Kost.

Die einzelnen Futtermittel

Hafer ist das traditionelle Pferdefutter. Viele Pferdebesitzer sind dazu übergegangen, Hafer gemischt mit Gerste zu füttern. Pferde mit Sommerekzem weisen

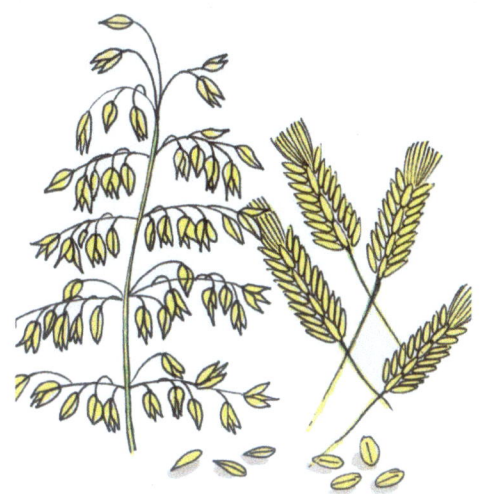

jedoch oftmals eine Weißmehlunverträglichkeit auf, sie vertragen weder Gerste noch Hafer. Ihr Stoffwechselapparat kommt mit diesen Getreidesorten nicht zurecht. Grundsätzlich sollten Sommerekzem-Pferde weder mit Hafer noch mit Gerste gefüttert werden. Maisflocken in guter Qualität werden vom Pferdeorganismus verarbeitet. Allerdings sollte der Anteil Mais im Futter nicht über 10 Prozent liegen.

Die meisten Pferde in Deutschland werden, zumindest zum Teil, mit Pferdemüsli gefüttert. Wir denken, Müsli sei gesund, beinhaltet viele Vitamine und steigt unserem Pferd nicht so zu Kopf wie reine Getreidefütterung. Vor allem im Freizeit- und Ponybereich spielt Müsli eine große Rolle. Pferdemüslis weisen oft eine Menge Inhaltsstoffe auf, die dem Pferd nicht gut tun. Zuweilen werden minderwertige Abfälle aufgekocht und in Pelletform gepresst. Viele Pferdemüsli-Sorten werden mit chemischen Vitaminen versetzt, die vom Pferd nicht wie ein natürliches Vitamin verwertet werden können. Synthetische Vitamine sind mit verantwortlich dafür, dass der „Trichter" überläuft.

Wie Sie künstliche Inhaltsstoffe erkennen können

Künstlich zugesetzte Vitamine erkennen Sie an den Buchstaben I.E. (Internationale-Einheit). Glauben Sie nicht an ein „Naturmüsli", wenn Sie diese Buchstaben auf der Verpackung entdecken. Auch das Wort „Zusatzstoffe" ist ein Hinweis auf künstlich zugesetzte Stoffe.

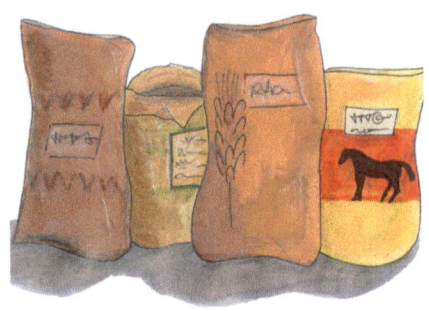

Naturprodukte unterliegen natürlichen Schwankungen, so dass der Gehalt an Vitaminen, Spurenelementen etc. nicht Milligramm-genau angegeben werden kann. Gramm- und Milligramm-exakte Angaben deuten immer auf künstliche Inhaltsstoffe hin. Je höher die Zahlen, umso mehr Chemie befindet sich in diesem Futtermittel.

Lesen Sie sich vor dem Kauf immer die Angaben der Inhaltsstoffe auf der Verpackung durch:

Künstlich hergestellte, dem Futter zugesetzte Stoffe erkennen Sie an

• den Buchstaben I.E. (Internationale-Einheit) hinter der Prozentangabe
• dem Wort „Zusatzstoffe"
• einer exakten Angabe von Vitaminen, Spurenelementen etc. in Gramm bzw. Milligramm

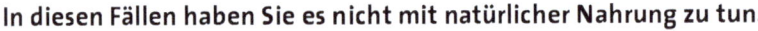

In diesen Fällen haben Sie es nicht mit natürlicher Nahrung zu tun.

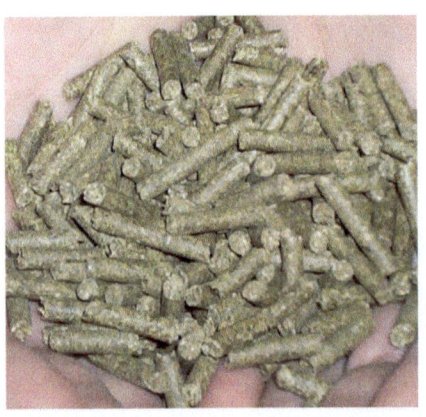

Pellets, bzw. Kraft- oder Müslifutter in pelletierter Form ist kein geeignetes Pferdefutter! Pelletiertes Futter wurde ehemals für die Schweinemast konzipiert mit dem Ziel, Schweine möglichst schnell fett zu machen. Die Masse wird hoch erhitzt, läuft durch eine Press-Maschine und heraus kommen kleine braun-graue Würste. Wissen Sie, woraus die kochende Masse besteht? Erkennen können Sie jedenfalls nichts mehr davon. Sollten tatsächlich Naturprodukte verwendet worden sein, so bleibt nach der Erhitzung nichts Wertvolles mehr übrig. Deshalb werden die Vitamine in chemischer Form zugesetzt. Das derart hoch erhitzte Futter ist zwar länger haltbar, hat aber den für das Pferd entscheidenden Nachteil, dass es im Magen aufquillt. Die aufgenommene Menge kann bis zu dreimal soviel Volumen entwickeln und verstopft die Darmzotten. Und der Stoffwechselapparat wird der Herausforderung ausgesetzt, mit den künstlichen Inhaltsstoffen zurechtzukommen.

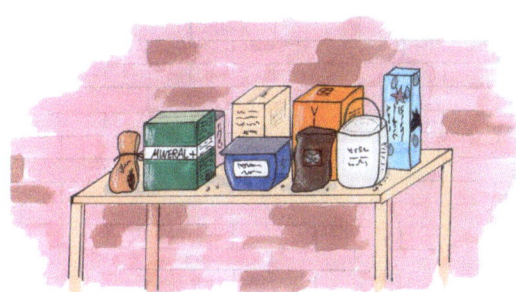

Es gibt unglaublich viele Mineral- und Zusatzfuttermittel, Wellness-Futter etc. Schließlich möchten wir Menschen vor allem eines vermeiden: Dass unser Pferd Mangel erleidet. Deshalb geben wir ihm hier ein Pulver und dort einen Saft oder das Ganze in beliebter Mini-Pellet-Form. Aber Vorsicht: Viele Mineral- bzw. Zusatzfuttermittel haben einen sehr hohen synthetischen Anteil (denken Sie an den Trichter...) und haben in der Pferdefütterung nichts zu suchen.

Silage und Heulage sind zur Pferdefütterung nicht geeignet. Diese Art der Grasernte ist nur für den Landwirt attraktiv, nicht für das Pferd. Auch wenn Ihnen Silage oder Heulage „in allerbester Qualität" angeboten wird, und auch wenn in Ihrem Stall alle anderen Pferde damit gefüttert werden: Geben Sie *Ihrem* Pferd stattdessen Heu! Der Pferdekörper ist auf siliertes Futter nicht eingestellt, denn Silagen kommen in der freien Natur nicht vor. Sämtliche Silage und Heulage weist einen für das Pferd zu hohen Stärke-, Zucker- und Eiweißgehalt auf. Grund genug, auf Silage und Heulage zu verzichten, denken Sie an den Trichter! Auch wird hier der stundenlange Mahlprozess und damit der für den Verdauungsprozess so wichtige Speichelfluss reduziert und die Zähne nicht intensiv genug genutzt.

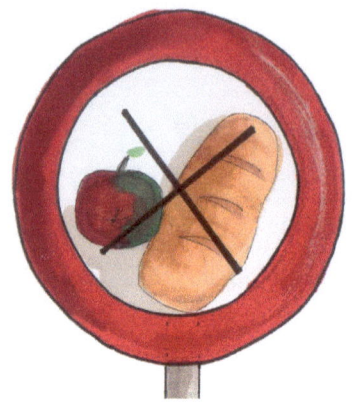

Auf Brotfütterung sollten Sie verzichten. Brot fördert die Säurebildung im Magen und damit die ohnehin schon vorhandene Tendenz zur Übersäuerung des Organismus. Geben Sie einem Pferd mit Sommerekzem keine Äpfel zu fressen. Äpfel enthalten eine Säure, die den Verdauungstrakt des Pferdes im wahrsten Sinne des Wortes sauer macht. Achten Sie auch darauf, Ihr Pferd nicht auf eine Weide zu lassen, wo sich Apfelbäume befinden.

Es gibt Pferdefreunde, die haben immer was Leckeres dabei. Fürs Hufeheben, Satteln oder Liebgucken kriegt das Pferd eine Belohnung. Leckerli-Fütterung ist Einstellungssache, aber wenn Sie welche geben, dann kaufen Sie nicht die handelsüblichen Chemie-Bomben. Achten Sie auch hier wieder auf die Zusammensetzung. Mein Tipp: schneiden Sie eine Karotte in Scheiben und benutzen Sie diese als Leckerwürfel.

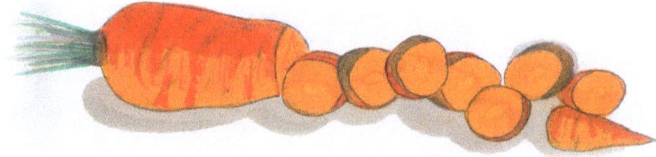

Bevor Sie jetzt frustriert das Buch zuklappen, weil Sie vollends verwirrt sind und gar nicht mehr wissen, was Sie füttern sollen, hier die gute Nachricht: Es ist tatsächlich möglich, ein Pferd seinen Bedürfnissen entsprechend zu füttern, und es ist gar nicht schwierig! Als Hauptkriterium gilt: So naturnah wie möglich. Wir sollten uns immer wieder erinnern, wie das Pferd in freier Wildbahn gelebt hat und uns daran orientieren.

Verzichten Sie auf Pellets und Futtermittel mit künstlichen Inhaltsstoffen.

Streichen Sie Heulage, Silage, Brot und Äpfel vom Speiseplan Ihres Pferdes.

Pferdegerechte Fütterung und Pflege

Bei den meisten Pferden tritt das Sommerekzem erstmalig im Alter zwischen 1 bis 7 Jahren auf. Der junge Pferdeorganismus reagiert noch empfindlicher auf die heute üblicherweise praktizierte Fütterung als das ältere Pferd. In der Fohlen- und Jungpferdeaufzucht wird somit oft schon der Grundstein für verschiedene Krankheiten gelegt.

Pferde mit Sommerekzem sind meist entweder zu dick oder zu dünn. Es scheint, als würden die „leichtfüttrigen" Pferde schon zunehmen, wenn sie Gras nur sehen. Die dünnen Pferde verlieren im Winter meist noch mehr an Gewicht. Das normalgewichtige Pferd finden wir eher selten. Durch die konsequente Umsetzung bedarfsgerechter Fütterung bringen wir die Pferde auch gewichtsmäßig wieder ins Lot.

Heu, Heu und nochmals Heu!

Selbst ein Sportpferd, das täglich intensiv trainiert wird, benötigt vor allem eines: Heu. Heu ist **DAS** Pferdefuttermittel. Bieten Sie Heu so ausreichend an, dass das Pferd viele Stunden täglich mit seiner Aufnahme beschäftigt ist. Selbstverständlich spreche ich hier von Heu in guter Qualität. Heu darf weder muffig, staubig, noch feucht oder schimmlig sein. Es sollte möglichst von Weiden stammen, die nicht mit Gülle oder chemischen Dünge- oder Spritzmitteln behandelt wurden.

Am besten verträglich für Pferde ist Heu, das im ersten Schnitt im Juli geerntet wird. Es entspricht am ehesten den kargen Gräsern, die das Wildpferd gefressen hat. Lagern Sie das Heu mindestens drei Monate, bevor Sie es verfüttern.

Beim stundenlangen Mahlen des Heus wird kräftig eingespeichelt, die Verdauung der Rohfaser verläuft naturgemäß und als positiver Nebeneffekt werden die Zähne ausreichend genutzt. Es kommt hier nicht so leicht zu Hakenbildungen. Ihr Pferd sollte einige Stunden am Tag Zugang zu Heu haben. Allerdings sollten Sie das Heu nicht haufenweise vor seine Nase legen. Dann wird viel Futter verschwendet, weil das Pferd darauf herumtritt und es später nicht mehr frisst. Besser ist es, dem Pferd die Aufnahme zu erschweren, und es so zum sehr langsamen Fressen zu zwingen. Es gibt gute Heunetze in stabiler Ausführung mit engen Maschen. Durch enge Maschen passt kein Huf (Verletzungsgefahr) und sie zwingen zum langsamen Fressen.

Eine andere Möglichkeit sind Futterraufen, die mit einem Gitter versehen sind. Die Pferde können hier nur einzelne Halme herauszupfen und sind lange mit der Nahrungsaufnahme beschäftigt. Dies hat viele positive Nebeneffekte, auch auf den Verdauungsvorgang.

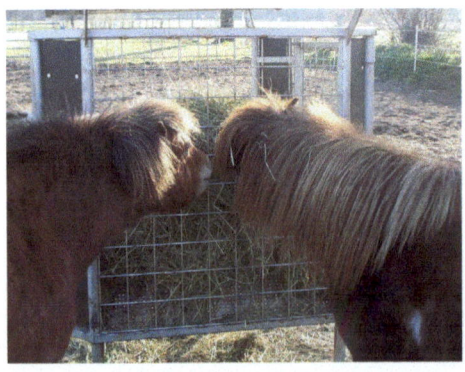

Machen Sie sich keine Sorgen, dass Ihr Pferd sich überfrisst. Es legt Fress- und Ruhepausen ein, wenn es diese benötigt. Vergessen Sie die pro-hundert-Kilo-Gewicht-einen-Kilo-Heu-Faustformel des Heubedarfs! Füttern Sie Heu, Heu, Heu! In diesem Zusammenhang sei erwähnt, dass Pferde mit Staballergie selbstverständlich denselben Heubedarf haben. Für diese Pferde muss die entsprechende Menge vor der Fütterung gründlich im Wasserbad getränkt werden.

 Heu ist das wichtigste Futtermittel

Stroh

Stroh wird in der Fütterung meist unterschätzt. Stauballergiker werden oftmals mit Späne, Torf etc. eingestreut und bekommen gar kein Stroh. Ansonsten wird Stroh meist „nur" als Stalleinstreu benutzt. Auf die Qualität wird dabei nicht immer geachtet. Wie Heu hat auch Stroh einen hohen Rohfaseranteil, den der Pferdeorganismus prima verarbeiten kann. Als Raufutter ist es in der Fütterung der Pferde unverzichtbar. Geben Sie pro Tag Stroh nach Bedarf zur Heuportion. Achten Sie darauf, ausschließlich Haferstroh von guter Qualität zu verwenden. Gutes Stroh klebt nicht zusammen, ist hell- bis goldgelb, und weist keinen muffigen Geruch oder gar feucht-schimmlige Stellen auf.

Schimmel ist giftig. Sollte ein Heu- oder Strohballen Schimmel aufweisen, auch wenn es nur an einer Stelle ist, werfen Sie den Ballen weg! Die giftigen Spuren befinden sich im ganzen Ballen und schaden Ihrem Pferd.

Mit der zuvor beschriebenen Heu- und Strohfütterung haben Sie schon einen großen Teil Ihres Futterprogramms bewältigt. Was dem Pferd nun noch zu seinem Glück bzw. seiner Gesundheit fehlt sind:

Mineralien, Kräuter, Öl und EM

Mineralien dürfen in keiner Ernährung fehlen. Das Wildpferd konnte seinen Bedarf selbst decken, doch die heutige Vegetation bietet leider nicht mehr die damalige Vielfalt, so dass wir Mineralstoffe zufüttern müssen. Mit einer natürlichen Mineralisierung und Vitaminabsicherung beugen wir Mangelerscheinungen vor. Achten Sie beim Kauf von Mineralfutter darauf, dass es sich um rein natürliche Inhaltsstoffe handelt. Zu hundert Prozent! Lesen Sie sich durch, was an Inhaltsstoffen draufsteht. Ist irgendwo die Abkürzung I.E. vermerkt, stellen Sie das Produkt zurück ins Regal. Milligramm- oder Gramm-Angaben der Vitamine sollten Sie genauso abschrecken wie das

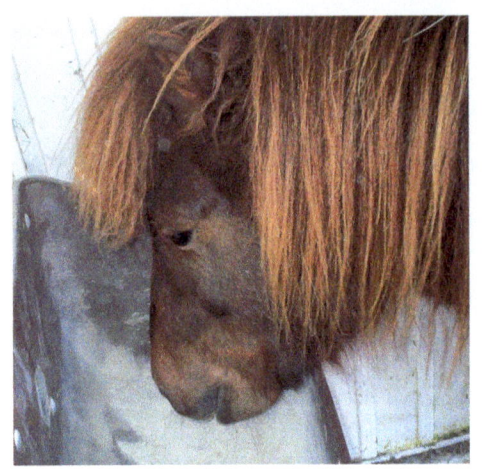

Wort „Zusatzstoffe". Lassen Sie sich unter keinen Umständen von klangvollen Namen, Bezeichnungen wie „naturgesund" etc. oder einer ansprechenden Verpackung leiten. Denken Sie an den Trichter! Ein vom Pferd optimal verwertbares Mineralfutter im Spuren- und Mikronährstoffbereich enthält u. a. Zutaten wie Algenkalk, Braunalgen, Bierhefe und Kräuter. Der Mineralbedarf schwankt bei Pferden genauso wie bei allen anderen Lebewesen. Hier spielen Fellwechsel, Alter, Gesundheitszustand, Leistung etc. eine Rolle.

Tipp: Installieren Sie ein Gefäß (Eimer, Futtertrog etc.) fest im Stall, Unterstand..., zu dem das Pferd regelmäßigen Zugang hat. Geben Sie das Mineralfutter in einer größeren Menge hinein. So kann sich das Pferd nach Bedarf selbst bedienen. Die Pferde wissen, wann sie wie viel benötigen. Dieser natürliche Instinkt kann jedoch gestört sein. Ich habe bei Chemie-überladenen Pferden erlebt, dass sie anfangs die natürlichen Mineralien verweigerten. In diesem Fall ist der Körper so voll mit synthetischen „Vitaminen", dass er dem Pferd die Überversorgung meldet. Warten Sie einfach ein paar Tage ab und bieten Sie weiterhin die Mineralien an, am besten getrennt vom übrigen

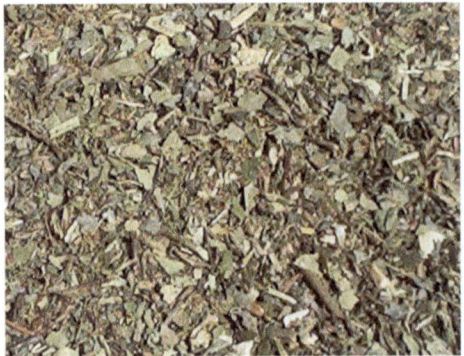

Futter und jederzeit zugänglich. Bald wird Ihr Pferd „zugreifen".

Das Wildpferd hat sich unter anderem von Kräutern ernährt, die es auf unseren Weiden heutzutage kaum oder gar nicht mehr finden kann. Es ist wichtig, unser Sommerekzemgeplagtes Pferd mit Kräutern zu versorgen. Sie wirken unter anderem blutreinigend, stoffwechselfördernd und antibakteriell. Bei natürlichen Kräutermischungen gibt es ein vielfältiges Angebot von empfehlenswerten Produkten. Achten Sie auch hier wieder darauf, dass keine synthetischen Zusatzstoffe enthalten sind.

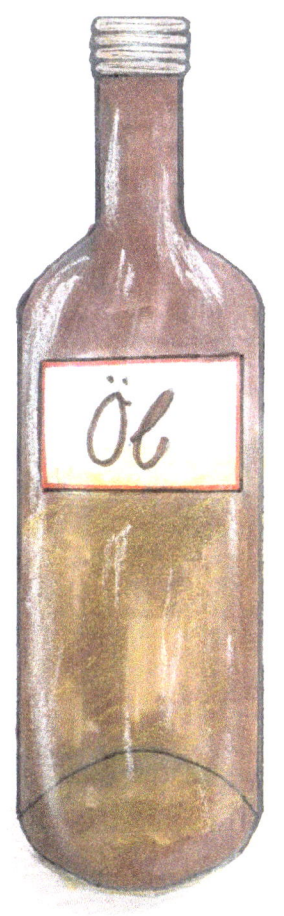

Jedes Pferd benötigt täglich Öl zur optimalen Ernährung: stoffwechselaktive und essentielle Fettsäuren unterstützen das Immunsystem, wirken entzündungsregulierend, zellwachstumsfördernd, sowie hautfunktionsuntersützend. Die tägliche Gabe von Öl wirkt sich positiv auf Haut, Immunsystem und Entzündungen aus, der Juckreiz wird gemildert. Verwenden Sie ausschließlich kaltgepresstes Öl mit den wertvollen mehrfach ungesättigten Fettsäuren.

In warmgepressten Ölen (billig, lange haltbar) befinden sich gesundheitsschädigende Stoffe, die Allergien und Entzündungen verstärken können. Es gibt eine Vielzahl verschiedener, kaltgepresster Öle, wie zum Beispiel Leinöl. Geben Sie täglich 2-3 Esslöffel des Öls aufs Futter. Bestimmte Teile der Öle gelangen über das Blut in die Haut, wodurch der Hautzustand deutlich verbessert wird. Achten Sie auf die richtige Lagerung von pflanzlichen Ölen. Bei Kontakt mit Sauerstoff werden sie leicht ranzig, deshalb kühl und dunkel aufbewahren.

Haben Sie schon von den Effektiven Mikroorganismen (EM) gehört? Diese sind mit dem bloßen Auge nicht wahrnehmbar und haben einen großen Anteil am Gesundungsprozess beim Sommerekzem. Mikroorganismen oder Bakterien gibt es überall. Auf Ihrem Küchentisch genauso wie auf Ihrer Haut oder in der Blumenerde. Sie können

Ihr Haus putzen so viel Sie wollen, Sie werden nie ohne Mikroorganismen leben. Diese wichtigen Helfer können wahre Höchstleistungen vollbringen. Es gibt unzählige verschiedene Mikroorganismen, die unsere Gesundheit fördern. Es kommt jedoch auf das Milieu an, das wir ihnen bieten. Hat das Pferd zu viel Unnatürliches, wie z. B. synthetische Vitamine erhalten, dann hat es damit Stoffe aufgenommen, durch die gesunde Zellen zerstört werden. Dies geschieht im gesamten Verdauungsapparat, vom Pferdemaul bis in den Dickdarm.

Effektive Mikroorganismen (EM) tun genau das Gegenteil: Sie sorgen für ein natürliches Klima und das Wachstum gesunder Zellen. Damit wird ein gesunder Verdauungsprozess wieder möglich. EM sind immer bestrebt, den Urzustand wieder herzustellen. Weil sich Mikroorganismen grundsätzlich der herrschenden Überzahl anschließen, wandern die „Zerstörer" zu den „guten" EM über, sobald diese in der Mehrzahl vorhanden sind. Umgekehrt funktioniert es genauso. Die Überzahl bestimmt das Klima. Die Ursubstanz heißt EM1. Es gibt verschiedene EM-Produkte, die jedoch immer die Ursubstanz in sich tragen. 2008 wurde die Horsecare-Serie auf den Markt gebracht, um den Ansprüchen der Pferdebesitzer gerecht zu werden. EM kann man selbst herstellen, wenn man möchte. Das Ergebnis nennt sich EMa.

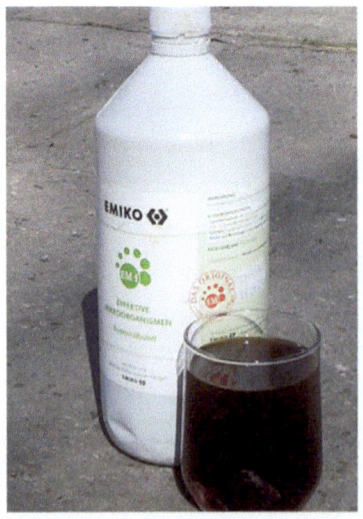

Geben Sie Ihrem Pferd jeden Tag 40 ml EM1, EMa oder EM Horsecare flüssig aufs Futter. Ponys geben Sie 30 ml. Nach der Wurmkur oder Impfung geben Sie 1-2 Wochen lang 100 ml täglich. Sie können die EM-Flüssigkeiten innerlich und äußerlich anwenden. Auf Wunden am Pferd, auch offene, blutige Stellen, gebe ich EM1 und die Heilung erfolgt sehr schnell und gut. Es lohnt sich, 2 x im Jahr den Stall und den Unterstand mit EM1, EMa oder EM Horsecare-Stallreiniger auszusprühen. Dadurch verschwinden Ammoniakdämpfe und der typische Stallgeruch weicht einem für das Pferd angenehmen Klima.

Ein paar Worte zur Müsli-Fütterung

Müslifütterung ist eigentlich überflüssig. Ein Pferd benötigt grundsätzlich kein Müsli, um seinen Erhaltungsbedarf zu decken oder bestimmte Leistungen zu erbringen, wenn wir die in diesem Buch genannten Fütterungsratschläge beherzigen und konsequent umsetzen. Doch das Wort „eigentlich" deutet auf Ausnahmen hin:

- Als „Grundlage" für die Flüssigkeiten Öl, EM und die Darmkur (darauf komme ich noch) benötigen wir möglicherweise ein „Trägerfutter".
- Wir verlangen von unserem Pferd überdurchschnittlich viel Leistung.

Mit überdurchschnittlich ist nicht die tägliche Reitstunde, oder der tägliche Ausritt gemeint, sondern eine deutlich höhere Beanspruchung. Die meisten Pferde in unserem Land werden jedoch nicht übermäßig gefordert. Sollte eine der beiden Ausnahmen für Sie zutreffen, dann kaufen Sie ein Müsli, das wirklich naturbelassen, also frei von chemischen Zusätzen, ist. Informieren Sie sich über das Futter, seine Gewinnung und Zusammensetzung.

Vor allem in den Wintermonaten werden gern Karotten gefüttert. Bei uns heißen sie Futterwurzeln und werden von Herbst bis Frühjahr beim Landhandel in großen Säcken verkauft. Die kleinere Ausführung gibt es das ganze Jahr hindurch in jedem Discounter zu kaufen, wobei die Bio-Ausführung nicht viel teurer als die herkömmlichen Karotten ist. Achten Sie auf einwandfreie Qualität, denn Karotten verderben schnell. Pferde fressen gern Karotten. Sie enthalten viele gesunde Inhaltsstoffe und haben positive Auswirkungen auf die Verdauung. 4-5 Karotten pro Tag sind ein Richtwert.

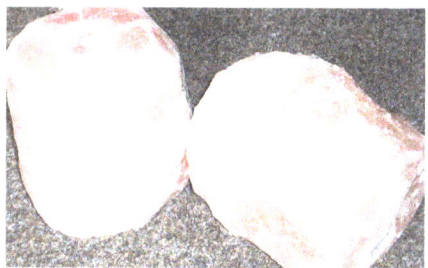

Beinah in jeder Box findet sich ein Salz-Leckstein. Die Pferde knabbern oder lecken gern daran herum. Das ist gut so, denn sie benötigen eine gewisse Menge an Salz. Falls Sie Ihrem Pferd bisher keinen Salz-Leckstein zur Verfügung gestellt haben, dann besorgen Sie bitte einen und befestigen ihn im Stall bzw. Weideunterstand. Kaufen Sie keinen Mineral-Leckstein (meistens braun), denn dieser strotzt vor synthetischen Mineralien, die unser Pferd nicht verarbeiten kann. Nehmen Sie den schlichten weißen Salz-Leckstein oder einen Himalyasalz-Leckstein.

Dem Trinkwasser unserer Pferde wird meist wenig Beachtung geschenkt. Frei nach dem Motto: Die Pferde saufen schon, wenn sie Durst haben! Leider stimmt beim Wasser aus Gräben oder Brunnen nicht immer die Qualität. Wenn wir uns vor Augen halten, dass ein Pferd rund 40 bis 60 Liter Wasser pro Tag benötigt und unser Brunnenwasser nicht in Ordnung ist, dann setzen wir unser Pferd damit einer großen Belastung aus. Das Pferde-Trinkwasser muss die Qualität von Menschen-Trinkwasser haben. Das heißt: Wenn mein Pferd Wasser aus einem Graben bekommt, dann muss dieses Wasser auch für mich unbedenklich genießbar sein. Problematisch beim Brunnenwasser ist u. a. der zu hohe Eisengehalt. Lassen Sie eine Probe des Wassers beim Wasserversorgungsamt oder in einer Apotheke überprüfen, dann gehen Sie auf Nummer sicher. Für das Trinkwasser gibt es EMX-Keramik-Wasseraufbereiter. Diese verbessern die Qualität des Wassers und sorgen für einen frischen und guten Geschmack. Die Anschaffung lohnt sich, die EMX-Wasseraufbereiter halten nahezu ewig. Bezugsquellen von EM und Literaturhinweise finden Sie im Anhang.

Vorsicht Gras!

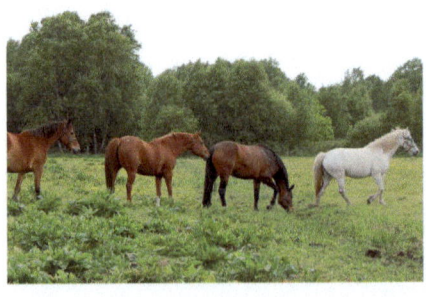

Einer der schönsten Anblicke sind friedlich grasende Pferde auf einer satt-grünen Weide. „Weidemanagement" ist mittlerweile eine Wissenschaft für sich. Viele Menschen haben erkannt, dass es lebenswichtig für ein Pferd sein kann, welches Gras es zu sich nimmt und wie viel davon. Droht doch immer die Gefahr von Hufrehe, einer Krankheit, die, abgesehen von einigen anderen Faktoren, direkt mit dem Weidegang in Verbindung steht.

Wird Hufrehe nicht sofort erkannt und behandelt, bedeutet dies starke Schmerzen, Lahmheit und schließlich den Tod des Pferdes. Mit dem Weidegang einher geht für viele Pferdebesitzer, dass ihr Pferd binnen kürzester Zeit nicht mehr so sportlich aussieht wie zuvor, sondern einen dicken Grasbauch mit sich herumschleppt. Gerade die als „leichtfüttrig" bezeichneten Pferde „explodieren" gewichtsmäßig in der Weidesaison geradezu, so dass der Sattel nicht mehr passt.

Für Pferde, insbesondere unsere vom Sommerekzem betroffenen, ist ein Daueraufenthalt auf satten Weiden Gift. Aber auf abgefressenen Grasflächen ebenfalls!

Was ist das Problem beim Weidegang?

Das Hauptproblem heißt Fruktan. So nennt sich der Fruchtzucker im Gras. Fruktan ist Energie pur. Es kann vom Pferd, je nach Konstitution, nur bedingt verwertet werden. Schnell kommt es zu einem Energieüberschuss. Das ist eine Extrembelastung für den Pferdeorganismus, der ja karge, energiearme Kost benötigt. Fruktan wird vom Gras gespeichert und kann damit zur Energiebombe werden. Dies geschieht immer dann, wenn ein Überschuss von Energie im Gras vorhanden ist.

Dieser Überschuss und damit die Energie-Speicherung entstehen:

- an sonnigen, kalten Tagen von Herbst bis Frühjahr (bei unter 6° C Außentemperatur). Das Sonnenlicht wirkt auf das Gras, aber die Wärme für das Wachstum fehlt,

- in der ersten Wachstumsphase im Frühjahr,

- wenn die Weide ständig abgefressen/gemäht/kurzgehalten wird. (Das Gras steht unter Stress). Solche Weiden werden oft fälschlicherweise als Magerweiden bezeichnet.

Der Fruktangehalt sinkt, wenn die Pflanze ungehindert wachsen kann und ihre Energie dafür benötigt. Fruktan wird hauptsächlich in Stängel und Wurzel gespeichert, weniger im Blatt. Der Fruktan- bzw. Energiegehalt richtet sich außerdem nach der Grassorte. Die verschiedenen Gräser verfügen sozusagen über einen „Grundwert", der sich durch die o. g. Einflüsse verstärkt.

Die ideale Weide

Am besten fürs Pferd sind artenreiche, energiearme Weideflächen mit überständigen, also langen, Grashalmen. Das Gras hat viel Energie (Fruktan) zum Wachsen benötigt, steht nicht unter Stress und hat Blätter gebildet. Als Weide- und Heugras sind zu empfehlen: Wiesenlieschgras, Wiesenfuchsschwanz, Knaulgras, Wiesenschwingel und Wiesenrispe. Leider finden wir auf den meisten Weiden, vor allem auf den bei uns im Norden fetten Kuhweiden, die energiereichen Sorten Deutsches Weidelgras und Welsches Weidelgras. Diese beiden Grassorten haben einen etwa doppelt so hohen Ausgangswert an pflanzeneigenem Fruktan. Vorsicht auch bei Klee! Gewähren Sie Ihrem Pferd nur begrenzten Zugang zum Frischgras. Als Richtwert soll 1-5 Stunden gelten auf einer überständigen Weide mit fruktanarmen Gräsern. Sorgen Sie für ausreichenden Rohfaserausgleich. Geben Sie Heu und Stroh vor dem Weidegang.

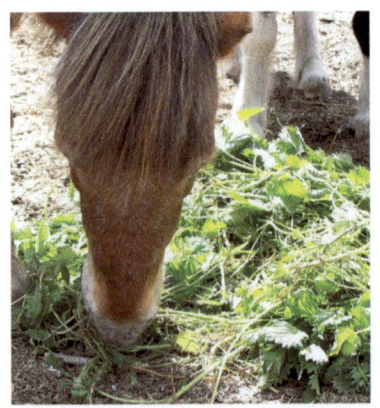

Brennesseln sind nützlich

Mähen Sie Brennesseln mit der Sense o. ä. ab. Nach etwa einem Tag der Trocknung geben Sie die Brennesseln Ihrem Pferd, es frisst sie jetzt mit Vergnügen. Damit fördern Sie den Entgiftungsprozess in seinem Körper. Gerade über die Sommermonate findet man Brennesseln an Wegesrändern. Dieses allseits ungeliebte Kraut wirkt im Pferdeorganismus wahre Wunder!

Weidepflege

Verzichten Sie auf sämtliche Düngemittel. Wenn Sie Ihrer Weide und damit Ihrem Pferd etwas Gutes tun wollen, dann behandeln sie sie mit EM. Weder Kunstdünger noch Gülle sollten auf Pferdeweiden zum Einsatz kommen. Eine Weide mit überständigen Gräsern, wie sie für unsere Pferde geschaffen sein muss, sieht für das menschliche Auge nicht so gepflegt aus, wie eine gedüngte, regelmäßig ausgemähte Wiese. Wenn Sie Ihr Pferd täglich mit EM versorgen, dann tun Sie Ihrer Weide etwas Gutes. Harken Sie die Pferdeäpfel regelmäßig auseinander, so fügen Sie dem Boden wichtige Nährstoffe zu. Sie können sich das tägliche, mühselige Absammeln ersparen und werden feststellen, dass sich weniger „Geilstellen", also Stellen, an denen die Pferde nicht fressen, bilden.

Giftpflanzen

Auf manchen Weiden kommen giftige Kräuter wie Sumpfschachtelhalm und Adlerfarn vor. Sie erzeugen Mangelerkrankungen und können zum Tod führen. Informieren Sie sich über die zahlreichen, verschiedenen Giftpflanzen und prüfen Sie, ob diese auf Ihrer Weide vorhanden sind.

Eicheln

Die meisten Pferdebesitzer wissen, dass sie ihr Tier nicht auf Weiden grasen lassen sollten, wo sich Eichen befinden. Die heruntergefallenen Eicheln enthalten Giftstoffe. Pferde fressen die Eicheln vor allem im Herbst und Winter, wenn das Gras knapper wird. Eicheln bilden eine Gefahr für Gesundheit und Leben des Pferdes.

Zähne

Ein Pferd kann nur optimal verdauen, wenn seine Zähne in Ordnung sind. Es nützt nichts, die besten Futtermittel zu geben, wenn sie nur unzureichend zerkleinert, eingespeichelt und verdaut werden können. Pferde mahlen ihr Futter klein und speicheln es dabei ein, bevor sie es hinunterschlucken. Zum Mahlen benutzen sie ihre Backenzähne. Wenn bei diesen Mahlbewegungen nicht ständig sämtliche Kauflächen gleichmäßig abgerieben werden, kommt es zur gefürchteten Hakenbildung.

Diese und andere Zahnprobleme können dem Pferd große Schwierigkeiten und Schmerzen bereiten. Viele Rückenprobleme haben ihre Ursache in einem nicht intakten Pferdegebiss. Deshalb mein dringender Rat: Wenden Sie sich an einen Tierarzt, der auf Pferdezähne spezialisiert ist, und lassen Sie mindestens einmal jährlich die Zähne Ihres Pferdes kontrollieren. Die langsame Aufnahme von Raufutter, der damit verbundene lange Mahlprozess und das so wichtige gründliche Einspeicheln sprechen auch in diesem Zusammenhang für die Fütterung von Raufutter.

Darmsanierung und Entschlackung

Zwischen den Darmzotten sammelt sich an, was Magen und Dünndarm nicht verarbeiten konnten, wie z. B. synthetische Mineralien. Die Darmzotten verkleben. So kann der Dickdarm zum Kanalisationsrohr werden, durch das die Nahrung einfach durchrutscht, ohne dass der Organismus alle Nährstoffe daraus aufnehmen kann. Die Darmflora ist außer Balance und die vorhandenen Bakterien wirken negativ (s. Abschnitt EM). Eine gestörte Darmflora kann gereinigt und anschließend eine gesunde Darmflora

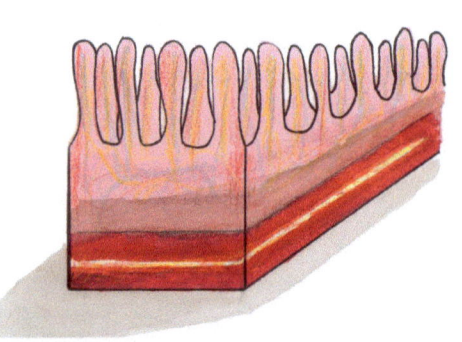

aufgebaut werden. Führen Sie die Darmsanierung bzw. Entschlackungskur zum Ende und zum Beginn der Vegetationsperiode durch, also im Herbst und im Frühjahr.

Darmkur aus Kräutern und Gemüseextrakten
Über mehrere Wochen erhält das Pferd eine Flüssigkeit aufs Futter, die z. B. aus Obstessig, Holunderbeeren, Rote Bete und Brennesselsaft besteht.

Darmkur mit EM
Über drei Wochen erhält das Pferd 120 ml EM1, EMa oder EM Horsecare-flüssig aufs Futter (Pony 100 ml). Wichtig ist natürlich bei der Durchführung einer Darmsanierung die Beachtung vorgenannter Fütterungs-Ratschläge, insbesondere die Gabe von natürlichen Mineralien.

Ekzemer-Decke: nein danke!

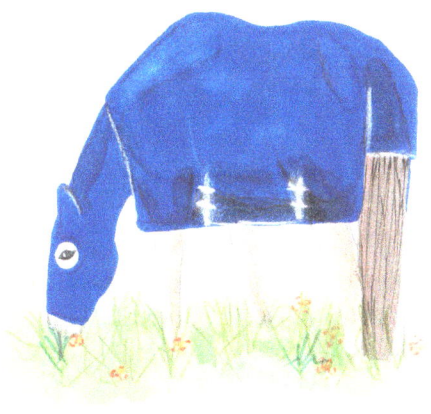

Viele Besitzer von Pferden mit Sommerekzem kennen und benutzen sie: Die Ekzemer-Decke. Es gibt sie in allen Farben und aus verschiedenen Materialien. Die „Ganzkörper-Ausführung" reicht von der Schweifrübe bis zu den Ohren. Für den Kopf gibt es eine Maske samt Ohrenkappen. Es soll Pferde geben, die freiwillig in die Decke hineinschlüpfen, vermutlich weil sie das geringere Übel ist.

Die meisten Pferde hassen jedoch diesen Ganzkörperanzug. Und was für eine Qual erleidet das Pferd, wenn's unter der Decke trotzdem juckt... Zerfetzte, kaputte, unbrauchbare Decken sind die Folge. Und so eine Ekzemer-Decke ist nicht ganz billig. Entgegen der vorherrschenden Meinung behaupte ich, dass jedes Pferd ohne die schützende Decke nach draußen kann. Jedes! Ich nehme jedem Pferd mit Sommerekzem, das zu mir kommt, die Decke weg. Auf meinem Hof gibt es keine Ekzemer-Decken. Die Decke tut, was der Name schon sagt: sie verdeckt etwas, nämlich ein Symptom. Sicher, die Mücken kommen an ein derart eingepacktes Pferd schwerlich heran. Aber was tun, wenn sogar die Beine haarlos, aufgekratzt und mit Wunden übersät sind? Überlange Transportgamaschen benutzen? Entspricht eine solche Vermummung einem pferdegerechten Leben? Die Atmung der Haut wird behindert. Sicher gibt es „atmungsaktive" Decken, trotzdem: da liegt was drauf auf der Haut und dem Haar. Und das Haar, bzw. das Fell, kann sich nicht mehr der Witterung entsprechend aufstellen und verliert damit einen Teil seiner Schutzfunktion.

Einsperren als „Vorsorge"

Ähnlich verhält es sich mit dem „Stall-Arrest". Vielfach werden Pferde mit Sommerekzem in der geschlossenen Box gehalten, weil sich dorthin nicht so schnell eine Mücke verirrt. Während die Stallgenossen die Sonne genießen, bleibt dieses Pferd drinnen. Dieser „Arrest" wirkt sich auf das psychische Wohlbefinden alles andere als gut aus. Und da Boxenhaltung ohnehin dem Bewegungsbedürfnis unseres Lauftiers widerspricht, leisten wir damit keinen Beitrag zur Förderung des körperlichen Wohlgefühls.

Manche Menschen sperren ihre Pferde „nur" zur mückenaktiven Zeit ein. Und wissen nicht, wann die ist! Die Mücken sind nachtaktiv, das heißt während der Morgen- und Abenddämmerung sowie in der Nacht treiben sie ihr Unwesen. Sie mögen kein direktes Sonnenlicht. Pferde tagsüber einzusperren macht also wenig Sinn.

Pflege ohne Chemie

Vermeiden Sie Shampoos, Sprays und andere Pflegeprodukte, die nicht ausschließlich Naturprodukte sind. Sämtliche chemischen Inhaltsstoffe bedeuten eine zusätzliche Belastung des Stoffwechsels, und diesen wollen wir ja ins Gleichgewicht bringen. Vertrauen Sie nicht auf Worte wie natürlich oder hautpflegend usw. Informieren Sie sich über die tatsächliche Zusammensetzung. Die Inhaltsstoffe werden über die Haut vom Körper aufgenommen. Verzichten Sie also auf chemische Glanzsprays & Co. inklusive chemische Fliegenschutz-Deodorants!

Ebenso verhält es sich mit allem, was Sie auf die vom Juckreiz betroffenen Hautpartien sprühen, cremen, tropfen etc. Verwenden Sie nur hundertprozentig reine Naturprodukte. Es kann nicht das Ziel sein, unser Pferd bis in alle Ewigkeit äußerlich behandeln zu müssen. Doch gerade in der ersten Zeit kommt man meist nicht ohne aus. Schließlich geht so eine Umstellung des Stoffwechsels nicht von heute auf morgen. Die Krankheit hat ja auch eine Weile gebraucht um zu entstehen und besteht meist schon über einen längeren Zeitraum. Vor allem, wenn ich Pferden mit Sommerekzem mitten im Sommer die Decke wegnehme, muss ich sofort für äußerlichen Schutz sowie Beruhigung und Heilung der Haut sorgen. Der Prozess der Heilung von innen nach außen dauert eben seine Zeit. Das äußerlich eingesetzte Mittel muss eine hautpflegende, hautreinigende und desinfizierende Funktion haben. Gleichzeitig muss es die Insekten fernhalten. Es besteht eine große Gefahr von Entzündungen, wenn es diese Kriterien nicht erfüllt. Oft werden Salben etc. auf offene Hautpartien gegeben, dann kommt durchs Wälzen noch Schmutz in die Wunde, bildet mit der Salbe eine klebrige, luftdicht verschlossene Masse und alles wird nur noch schlimmer. In der Beruhigungs- und Heilungsphase bilden sich Hautschüppchen in den betroffenen Bereichen, je nach Grad des Befalls auch in großen Mengen. Diese sollten täglich ausgebürstet werden. Nach Bedarf und Wetterlage kann das Pferd mit einem pH-neutralen Pflegeshampoo, das z. B. aus Teebaumöl, Weizenprotein, Birkenextrakten, Hopfenextrakten und Jojobaöl besteht, einmal pro Woche gewaschen werden.

Weitere Einflussbereiche

Impfung, Wurmkur

Viermal jährlich entwurmen, zweimal jährlich impfen – so steht's im Lehrbuch. Das macht sechsmal jährlich Chemie pur. Selbstverständlich will ich Ihnen jetzt nicht raten, auf Impfungen und Wurmkuren zu verzichten. Ich möchte nur verdeutlichen, dass der Pferdeorganismus auch diese chemischen „Gaben" verarbeiten muss. Nach der konsequenten Umstellung auf bedarfsgerechte Fütterung kommt man mit deutlich weniger Wurmkuren aus. Ein gesunder Darmtrakt ist für Würmer nicht sehr attraktiv.

Umwelteinflüsse

Wie wir Menschen sind auch die Pferde ständig Einflüssen aus der Umwelt ausgesetzt. Abgase und andere Luftverschmutzungen, Lärm, Strahlungen, belastete Böden und Gewässer wirken auf den Organismus. Wir können nicht sämtliche, aber doch manche Belastungen vermeiden. Pferde, die auf Weiden direkt an der Autobahn stehen, leiden unter extremen Einflüssen. Mit dem Verzicht auf Gülle, Kunstdünger und chemische Unkrautvernichter sowie dem Einsatz von EM sorgen Sie für Umweltschutz und tun gleichzeitig Ihrem Pferd und sich selbst etwas Gutes.

Medikamente

Wägen Sie genau ab, ob Sie Ihrem Pferd ein bestimmtes Medikament verabreichen. Oftmals greifen wir viel zu schnell zur „chemischen Keule", weil wir uns davon eine rasche Besserung versprechen. Auch die Medikamente müssen vom Organismus verarbeitet werden. Es gibt kein Medikament zur Heilung des Sommerekzems. Cortison kann zwar eine schnelle Verbesserung bewirken, sorgt aber nicht für eine Heilung und behandelt nicht die Ursache. Bedenken Sie die Belastung für den Organismus, bevor Sie sich für eine Cortison-Spritze entscheiden.

Pferdegerechte Haltung

Das Pferd ist ein Herdentier und braucht das Zusammensein mit seinen Artgenossen. Halten Sie auch ein vom Sommerekzem betroffenes Pferd nicht allein. Die Erkrankung ist nicht ansteckend. An die Haltung eines Pferdes mit Sommerekzem sind die gleichen Ansprüche zu stellen wie an die generelle Pferdehaltung.

Mit der Anschaffung eines Pferdes haben wir die Verpflichtung übernommen, uns um sein körperliches und seelisches Wohlergehen zu bemühen. Dies können wir nur in einer annähernd artgerechten Haltung gewährleisten. Denn artgerecht können wir nicht bieten, wir verfügen nicht über endlose Steppen. Aber wir können uns bemühen, so nah wie möglich an eine artgerechte Haltung heranzukommen. Hier gibt es verschiedene Grundsätze, deren Umsetzung natürlich immer im Zusammenhang mit den örtlichen Gegebenheiten steht. Im Grunde ist es ganz einfach. Wie auch bei der Fütterung müssen wir uns stets vergegenwärtigen wie das Pferd lebte, bevor wir ins Spiel kamen. Seine Bedürfnisse haben sich überhaupt nicht verändert:

Pferdegesellschaft

Jedes Pferd braucht soziale Kontakte, denn die Herde bietet ihm Sicherheit. Ohne Herde war dem Wildpferd der baldige Tod garantiert. Wir Menschen wissen zwar, dass in unseren Breitengraden kein wildes Tier um die Ecke kommt, das unser Pferd fressen will. Das Pferd besitzt jedoch die gleichen Instinkte wie seine Vorfahren. Und damit auch das dringende Bedürfnis nach schützender Gemeinschaft. Diese bietet ihm über die Sicherheit hinaus einen festen Platz in einem hierarchischen Gefüge, Berührungen mit seinesgleichen und vielfältige Arten der Pferde-Kommunikation. Pferde erziehen sich gut gegenseitig. Setzen Sie sich für eine Weile an eine Umzäunung und sehen Sie einer Pferdegruppe zu! Mit kleinsten Hinweisen wie einem veränderten Mienenspiel erfolgt die Verständigung. Das Leben in der Pferdegemeinschaft bildet eine wichtige Voraussetzung für die Gesundheit unseres Pferdes. Leider wird dieses Grundbedürfnis in vielen Ställen wenig beachtet. Daraus können Krankheiten entstehen, deren Ursache oftmals seelischen Ursprungs ist.

Um seinem Pferd ein Leben unter Seinesgleichen zu ermöglichen, müssen wir manchmal den unbequemeren Weg gehen und vielleicht sogar den Pensionsstall wechseln. Möglicherweise können Sie sich mit anderen Pferdebesitzern zusammentun und eine Stallgemeinschaft gründen. Wenn Sie sich auf die Suche nach einem Pensionsbetrieb begeben, stellen Sie sich vor, Ihr Pferd würde sich sein neues Zuhause aussuchen. Ihm ist es gleichgültig, ob eine Reithalle gleich nebenan ist, die Wände besonders hübsch gestrichen oder der Hof akkurat gepflastert ist. Suchen Sie sich „Ihren" Stall nach den Bedürfnissen Ihres Pferdes aus.

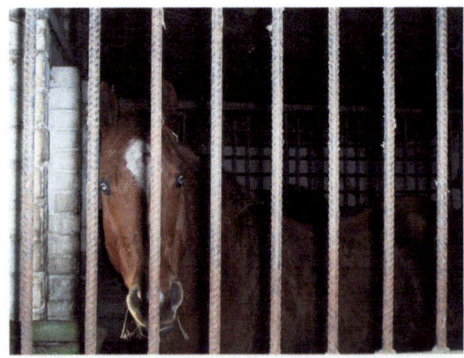

Boxenhaltung hinter Gittern befriedigt nicht das Bedürfnis des Pferdes nach Gesellschaft mit seinen Artgenossen.

Licht und Luft

Frische Luft und Tageslicht sind wichtige Grundbedürfnisse des Pferdes. Es verkümmert ohne Licht und seine empfindlichen Atmungsorgane benötigen möglichst ständig frische Luft. Leider ist in vielen Ställen das Staubaufkommen viel zu hoch: Heu und Stroh wird vom Heuboden auf die Stallgasse geworfen, anschließend aufgeschüttet, die Stallgasse wird gefegt und die Türen dabei geschlossen gehalten. Staubbelastung auch in der Reithalle.

Elektrische Beleuchtung ersetzt niemals das Tageslicht! Jedes Lebewesen verkümmert ohne das Licht der Sonne. Sorgen Sie dafür, dass Ihr Pferd möglichst viel draußen ist, dann tun Sie ein gutes Werk.

Bewegung

Ideal ist es, wenn Ihr Pferd selbst zwischen drinnen und draußen wählen kann wie z. B. in den verschiedenen Formen der Offenstall- oder Auslaufhaltung. Diese Haltungsformen werden auch dem Bedürfnis unseres Pferdes nach Bewegung gerecht. Als Lauftiere sind seine Vorfahren täglich etliche Kilometer unterwegs gewesen. Auch bei einem Sportpferd, mit dem wir intensiv für Turniere trainieren, decken wir allein durch das tägliche Training nicht seinen Bedarf an Bewegung. Gerade die Pferde, die auf „Knopfdruck" hohe Leistungen erbringen sollen, brauchen zum Ausgleich Bewegung in selbst gewähltem Tempo an der frischen Luft in Gesellschaft ihrer Artgenossen. Ermöglichen wir unserem Lauftier nicht genügend Auslauf, so kann es zu vielen Krankheiten kommen. Diese betreffen nicht nur den Bewegungs- und den Verdauungsapparat, sondern den gesamten Organismus und selbstverständlich auch die Psyche. Wir sollten jedem Pferd – insbesondere dem vom Sommerekzem betroffenen – eine seinen Bedürfnissen entsprechende Haltung bieten.

Paddock mit Unterstand

In dem geräumigen Paddock hält sich das Pferd die meiste Zeit des Tages auf. Hier sollte sich ein Unterstand befinden. Diesen nutzen die Pferde zu völlig anderen Zeiten, als wir Menschen es tun würden. So stellen sie sich im Regen nach draußen, genießen auch Schneegestöber gern ungeschützt, dösen dann aber bei strahlender Sonne unter dem Dach. In diesem Unterstand können wir den Salzleckstein und die Pferdekrippe mit dem Mineralfutter geschützt und trocken unterbringen. Selbstverständlich sollte neben der Auslauffläche auch der Unterstand täglich von Pferdeäpfeln befreit werden. Wenn man Wände, Decke und Boden hin und wieder mit EM besprüht (z. B. mittels Gartenspritze), herrscht dort immer ein gesundes, bakterielles Klima.

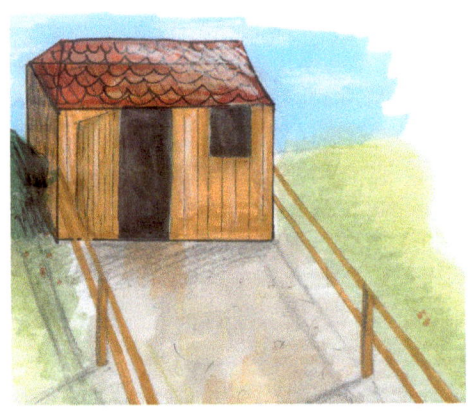

Damit die Pferde im Paddock nicht nur herumstehen, bietet sich die Schaffung „langer Wege" an: Wasserbottich und Heuraufe möglichst weit von einander entfernt platzieren und „Straßen und Parzellen" einbauen. Ein großes Paddock kann man durch Steckzäune einteilen, um „Wanderstrecken" zu schaffen. Aufgeschüttete Liegehügel aus Rindenmulch bieten zusätzlich Abwechslung.

Dem Pferd sollte eine Möglichkeit zum gefahrlosen Scheuern zur Verfügung stehen. Das kann z. B. ein an die Wand angebrachter Borsten-Besen sein. Überprüfen Sie den Auslauf nach gefährlichen Scheuer-Möglichkeiten und bieten Sie eine sichere Alternative, um Verletzungen auszuschließen. Übrigens: Jedes Pferd scheuert sich hin und wieder, deshalb gilt dieser Tipp für alle Pferdehalter.

Langeweile vermeiden

Pferde brauchen Beschäftigung. Das Wildpferd kennt keine Langeweile, wir Menschen zwingen es dazu. Permanente Langeweile schafft seelische und körperliche Probleme. Mit unserer Offenstall- bzw. Auslaufhaltung in der Pferdegruppe schaffen wir eine wichtige Voraussetzung zur Vermeidung von Langeweile. Einen unterhaltsamen Effekt hat ein Buchen-Ast, den Sie zum Knabbern ins Paddock legen. Die Pferde nagen gern daran herum, was wiederum ihrem Kauapparat gut tut. Es gibt Pferdebälle, die man aufhängen kann oder Sie erfreuen Ihre Pferde mit einem großen Gymnastik-Sitzball, den die Vierbeiner nach Belieben anstupsen oder schießen können. Pferde sehen gern zu, wenn etwas auf dem Hof los ist. Und natürlich benötigt jedes Pferd eine Aufgabe. Einen regelmäßigen Job. Einen Menschen, der sich kümmert.

Scheuern als Sucht?

Bei einigen Pferden liegt die Toleranzgrenze für das Aushalten des Juckreizes niedriger als bei anderen. Der Grund ist eine übermäßig empfindliche Haut, die bereits auf den allerkleinsten Impuls reagiert. Das Pferd scheuert sich sofort und oft exzessiv. Dieses zuweilen als „Sucht" bezeichnete Verhalten ändert sich, wenn sich das Pferd auf dem Wege der Heilung befindet. Deshalb sollten auch diese Pferde eine dauerhafte Möglichkeit zum Scheuern haben.

Panik, wenn es summt

Pferde mit Sommerekzem können überreagieren, wenn sie Insekten hören. Die im Körper verankerte, übertriebene Abwehrreaktion und die Erfahrung „wenn's summt, juckt es gleich" kann sich von der Nervosität bis zur Panik

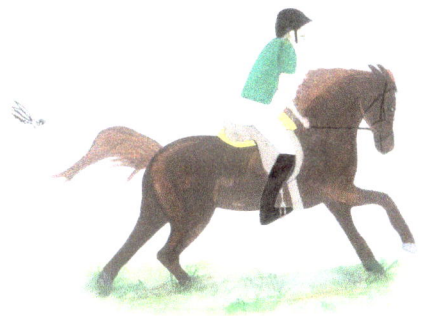

steigern. Das Pferd wird nervös, sobald es etwas summen hört, selbst wenn es sich dabei um eine harmlose Fliege handelt. Panik lässt das Pferd „kopflos" werden und es kann zu schweren Unfällen kommen, wenn ein solches Pferd durchgeht. Dieses Verhalten ändert sich, wenn die Heilung einsetzt.

4 Pferdeseele und Sommerekzem

Körper und Seele gehören zusammen

Wir Menschen haben auf die Pferdeseele einen sehr großen Einfluss. Meistens sind wir uns dessen nicht bewusst. Wir können lernen, im gewissen Rahmen die Seele unseres Pferdes zu heilen, womit wir wiederum auch seine körperliche Heilung fördern. Mit dem Nebeneffekt, dass wir eine intensivere Beziehung zu unserem Pferd aufbauen und eine wunderbare Partnerschaft entstehen kann.

Ich betrachte das Sommerekzem ganzheitlich. Das heißt, dass sowohl der Pferdekörper als auch die Pferdeseele ihren Anteil an der Krankheit haben. Körper und Seele sind bei allen Lebewesen untrennbar miteinander verbunden. Wenn Sie ein Mensch sind, der nicht glaubt, dass Pferde eine Seele haben, dann lesen Sie noch den folgenden Satz und klappen das Buch dann zu. Setzen Sie die Fütterungs- und Haltungsratschläge konsequent um und Sie können sicher sein: Ihr Pferd wird es Ihnen danken.

Wechselwirkung

Eine körperliche Genesung geht immer einher mit einer seelischen. Das bedeutet, wenn es dem Pferd äußerlich betrachtet besser geht, die Wunden verheilen, der Juckreiz verschwindet, dann wirkt sich das auf seinen Gemütszustand aus.

Extremer Juckreiz verändert das normale Verhalten und Empfinden bis hin zu Aggressivität, übermäßiger Angst oder auch Apathie. Möglicherweise bemerken Sie eine Veränderung des Verhaltens Ihres Pferdes im Laufe des Genesungsprozesses. Andere seelische Heilungsvorgänge laufen ab, ohne dass Sie etwas davon wahrnehmen. Unser Pferd ist wie jedes Lebewesen ein komplexes, in sich geschlossenes System. Seelische und körperliche Anteile bedingen sich gegenseitig und stehen in Beziehung zueinander. Wenn ein Teil sich verändert, in der Funktion eingeschränkt oder geheilt wird, dann wirkt diese Veränderung auf das gesamte System Lebewesen.

Körperlicher Schwachpunkt durch seelische Einflüsse

Ein Pferd, das rundum zufrieden und ausgeglichen ist, ist auch auf körperlicher Ebene gesund. Hat das Pferd für längere Zeit oder intensiv unter Kummer, Einsamkeit, Stress, Langeweile etc. gelitten oder leidet es nach wie vor daran, dann entsteht daraus kurz- oder langfristig ein körperlicher Schwachpunkt.

Solch ein Schwachpunkt ist vorerst meist von uns Menschen nicht wahrnehmbar. Im Laufe der Zeit hat er jedoch körperliche Folgen wie z. B. Einschränkung einer Organtätigkeit, Schmerzen oder Verspannungen, die zu Lahmheiten führen können. Der körperliche Schwachpunkt kann auch eine Einschränkung der Stoffwechseltätigkeit bedeuten, woraus wiederum das Sommerekzem entstehen kann.

Kummer, Einsamkeit, Stress, Langeweile etc. kann zum körperlichen Schwachpunkt Stoffwechseltätigkeit und damit zum Sommerekzem führen.

Was ist die Pferdeseele?

Die Pferdeseele ist sozusagen die Pferde-Persönlichkeit. Die Pferde-Persönlichkeit ist alles, was die Einzigartigkeit des Pferdes ausmacht: Seine Eigenarten, sein Charakter, seine Vorlieben, Abneigungen, Gefühle, Stärken, Schwächen, seine Treue, Liebe, sein Ich. Es gibt kein zweites Pferd auf der Welt mit einer identischen Persönlichkeit.

Fühlen statt denken

Einer der Unterschiede zwischen Mensch und Pferd ist, dass der Mensch grübelt, nachdenkt, Gedanken hin und herwälzt, sich Sorgen macht, Probleme heraufbeschwört, Vor- und Nachteile abwägt – kurz gesagt mit dem Kopf arbeitet. Das Pferd tut das nicht.

Ein Pferd denkt nicht an morgen. Nicht mal daran, was in fünf Minuten sein wird. Das Pferd reagiert nur auf den jeweiligen Augenblick. Es reagiert aufgrund seiner Gefühle und seiner Erfahrungen. Letztere hat es wiederum als Gefühle abgespeichert. Eine wiederkehrende Situation erinnert es als bestimmtes Gefühl. Tritt diese Situation erneut ein, reagiert das Pferd in diesem Moment „aus seinem Gefühl". Ein Pferd verfügt über eine unglaublich feine Wahrnehmung und fängt unsere Stimmungen ein, noch bevor sie uns selbst bewusst sind.

Durch neue Erfahrungen können die bisherigen Gefühls-Reaktionen des Pferdes verändert werden. So kann z. B. durch gezieltes, vernünftiges Verladetraining der Anhänger zu einem angenehmen Ort für das Pferd werden.

Der Seelenzustand eines jeden Pferdes ist in gewissem Maße veränderbar. Diese Tatsache machen wir uns zunutze: Indem wir Gutes für die Seele unseres Pferdes tun, stärken wir seinen gesamten Organismus und können ihm helfen, das Sommerekzem zu überwinden.

Vorstellungskraft

Wir Menschen wollen gern sehen und anfassen, um zu glauben. Es fällt uns schwer zu akzeptieren, dass es Nicht-Materielles gibt, das man zwar vielleicht fühlen, aber nicht messen oder wiegen kann. Wenn wir die Pferdeseele schon nicht sehen können, dann wollen wir zumindest eine Vorstellung davon haben, wie sie aussieht.

Übung: Die Seele meines Pferdes
Stellen Sie sich die Seele Ihres Pferdes vor, wie sie für Sie aussieht. Ist sie vielleicht eine Farbe, ein helles Licht, groß, klein, ist sie im ganzen Pferdekörper verteilt oder nur im Kopf, ist sie beweglich oder starr, steht sie in Verbindung zum Herzen des Pferdes, oder sitzt sie vielleicht im Herzen und agiert von dort? Haben Sie ein bestimmtes Gefühl, wenn Sie an die Seele Ihres Pferdes denken?

Versuchen Sie zukünftig jedes Mal, wenn Sie mit Ihrem Pferd zusammen sind, für einen Moment an seine Seele zu denken. Vielleicht verändert sich Ihr „Bild" davon im Laufe der Zeit, vielleicht bemerken Sie an sich selbst ein bestimmtes Gefühl. Durch diese kleine Übung bewirken Sie sehr viel: Sie widmen der Persönlichkeit Ihres Pferdes einen Moment Ihrer ganzen Aufmerksamkeit, und das wirkt wie heilender Balsam auf seine Seele.

Körperliche und seelische Ursachen
Die Ursache für das Sommerekzem Ihres Pferdes liegt entweder im körperlichen oder im seelischen Bereich.

- Ihr Pferd wurde in der Vergangenheit, vielleicht auch schon bevor es zu Ihnen kam, falsch ernährt/gehalten und daraus ist das Sommerekzem entstanden = Körperliche Ursache.

- Ein Problem in seiner Seele drückt sich in der Stoffwechselstörung Sommerekzem aus. Auch wenn Haltung/Fütterung optimiert werden können, ist die Ursache nicht dort zu finden = Seelische Ursache.

Seelische Ursachen

Oft ist eine seelische Belastung Auslöser für das Sommerekzem. Wenn wir die Fütterung und Haltung seinen ursprünglichen Bedürfnissen anpassen, bringen wir das Pferd damit langfristig körperlich in Ordnung. Durch die enge Beziehung zwischen Körper und Seele kommt es vor, dass wir mit der Genesung des Körpers gleichzeitig die seelische Ursache beheben. In anderen Fällen geschieht dies nicht automatisch.

Pferdeseele aus dem Gleichgewicht

Seelisches Ungleichgewicht bringt körperliches Ungleichgewicht, und daraus folgen Krankheiten - das hatte ich schon erwähnt. Aber was ist es genau, das die Seele eines Pferdes so nachhaltig erschüttern kann, dass dadurch letztendlich das Sommerekzem entsteht?

Was die Pferdeseele beeinflussen kann

Bedenken Sie bitte, dass die Faktoren, die eine Pferdeseele beeinflussen, zeitunabhängig sind. Das bedeutet, dass Sie nicht unbedingt Kenntnis haben müssen von dem Dilemma, in dem sich Ihr Pferd einmal befunden hat. Das Problem ist nicht zwingend in der jüngeren Vergangenheit oder Gegenwart zu finden, sondern kann schon sehr lange zurückliegen.

Jede Seele ist einzigartig. Exakt dieselbe Situation lässt das eine Pferd trauern, leiden und sprichwörtlich krank vor Kummer werden, während das andere aufgrund seiner seelischen Konstitution unbeschadet bleibt. Das Entstehen von seelischen Belastungen ist auch eine „Typfrage".

Trauer

Das betreffende Erlebnis liegt in der Vergangenheit, doch das mit diesem Erlebnis verbundene Gefühl hält nach wie vor an. Es beherrscht das Pferd ständig oder auch phasenweise. Es legt sich schwer aufs Herz und kann dem Pferd Lebensfreude und Lebensmut nehmen. Das Gefühl heißt Trauer. Die Trauer entstand durch Verlust: Trennung von der Mutter, dem Fohlen, Geschwistern, Freunden, dem Besitzer, einem bestimmten Ort, oder Trauer wegen Todesfalls. Daraus folgt das Gefühl der Einsamkeit: Das Pferd fühlt sich allein, fühlt sich ungeliebt, findet schlecht Anschluss in der Herde, tut sich schwer mit Freundschaften, meidet Körperkontakt, und/oder es geht keine intensive Beziehung zu einem Menschen ein.

Die Trauer durch Verlust und das Gefühl der Einsamkeit werden verstärkt durch das Gefühl der Unsicherheit. Unsicherheit oder das Gefühl, entwurzelt zu sein, kann entstehen durch: häufigen Stallwechsel, fehlenden Rhythmus im Tagesablauf, wiederkehrende Stress-Situationen, Hektik und Ruhelosigkeit des Menschen, Schockerlebnis z. B. durch Unfall, hohen Leistungsdruck, und/oder hohe Erwartungen. Pferde empfinden oft auch Unsicherheit im Umgang mit Menschen durch: fehlende Klarheit der Grenzen, ständigen Rangordnungskampf, häufig wechselnde Bezugspersonen, Misshandlung, und/oder ungerechte Bestrafungen. Trifft etwas davon auf Ihr Pferd zu? Dann könnte Trauer durch Verlust der Ausgangspunkt für die Entstehung des Sommerekzems bei Ihrem Pferd sein. Was Sie tun können: „Zäumen Sie das Pferd von hinten auf": Begegnen Sie der Unsicherheit Ihres Pferdes. Verschaffen Sie ihm Sicherheit. Zusätzlich sind die folgenden Übungen sehr hilfreich.

Sicherheit

Sicherheit ist für Pferde ein Grundbedürfnis. Fehlte dem Wildpferd die Sicherheit der Herde, war es binnen kurzer Zeit tot. Machen wir uns dieses dringende Bedürfnis bewusst wird uns auffallen, wo unserem Pferd der Halt fehlt. Ein Pferd braucht einen geregelten Tagesablauf. Es muss sich darauf verlassen können, dass es täglich zu einer bestimmten Zeit gefüttert oder ins Paddock gebracht wird. Im Zusammensein mit dem Pferd muss der Mensch klar die Verantwortung für das Pferd übernehmen. Das Pferd will sich auf seinen Menschen verlassen können, damit es keine Angst haben und nicht selbst Entscheidungen treffen muss. Seien Sie eine faire Führungspersönlichkeit!

Überlegen Sie sich gut, wie viel Stress Sie Ihrem Pferd zumuten können und wollen. Sie kennen Ihr Pferd am besten und wissen, in welchen Situationen es mit seiner Gelassenheit vorbei ist. An bestimmte Dinge kann man sein Pferd nach und nach heranführen und gewöhnen (Bodenarbeit, Gelassenheitstraining) und damit gleichzeitig das Vertrauen zum Menschen fördern. Andere „Herausforderungen" können dem Sicherheitsbedürfnis Ihres Pferdes und damit seiner Gesundheit zuwiderlaufen.

Ein häufiges Problem ist der menschliche Ehrgeiz. Wir wollen etwas erreichen. Wir wollen gewinnen oder zumindest dabei sein. Deshalb stellen wir ans Pferd Erwartungen, die dieses möglicherweise (noch) nicht erfüllen kann. Versuchen Sie, den Druck aus Ihrer Beziehung zum Pferd zu nehmen und unternehmen Sie Dinge, die Ihnen beiden Spaß machen.

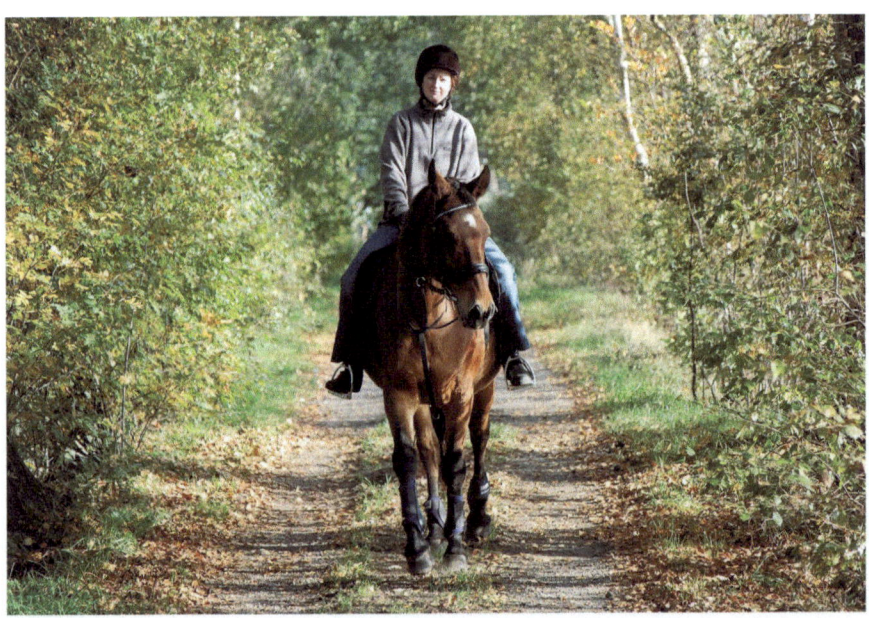

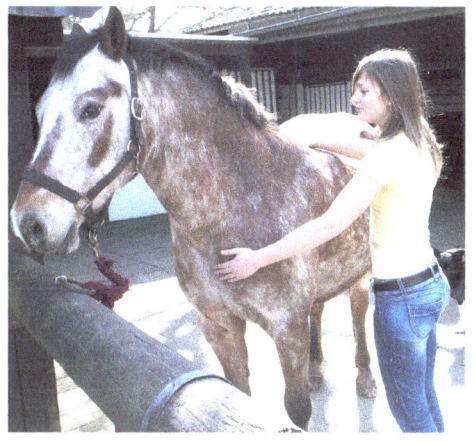

Übung: **Herzenswärmer**

Suchen Sie sich einen ruhigen, ungestörten Platz, an dem Sie und Ihr Pferd sich wohl fühlen. Stellen Sie sich in Höhe der Schulter neben Ihr Pferd und legen Sie Ihre linke Hand auf seine Brust, den Sitz seines Herzens. Die rechte Hand legen Sie auf seinen Rücken im Bereich der Sattellage. Halten Sie die Position so lange wie Sie mögen. Denken Sie während dieser Zeit an schöne Dinge, die Sie mit Ihrem Pferd erleben oder an Eigenschaften, die Sie an Ihrem Pferd lieben. Sie werden spüren, dass es unter Ihren Händen warm wird und sich Ihr Pferd entspannt. Wiederholen Sie diese Übung an vielen anderen Tagen.

Übung: **Von Herzen willkommen heißen**

Machen Sie es sich zur Angewohnheit, Ihrem Pferd täglich zu sagen: „Schön, dass es dich gibt!" oder auch „Schön, dass du da bist!"

Übung: **Heilung**

Ziehen Sie sich allein an einen stillen Platz zurück. Das kann auch Ihr Lieblingssofa zu Hause sein. Schließen Sie die Augen und denken Sie an Ihr Pferd. Nun bitten Sie in Worten oder Gedanken um Heilung, zum Beispiel so: „Ich wünsche mir Heilung für mein Pferd ... (Name)." Wiederholen Sie diesen Satz langsam so oft Sie mögen. Dann bedanken Sie sich in Gedanken für die Heilung und öffnen die Augen. Vertrauen Sie auf die Heilung Ihres Pferdes. Wiederholen Sie die Übung, sie wirkt Wunder!

Das Pferd als Spiegel

Wie man es auch bei der engen Bindung zwischen Mutter und Kind erlebt, sind Tiere, die dem Menschen nah stehen, in der Lage, Probleme „zu übernehmen". Sie tragen Ängste, Sorgen und Nöte für „ihren" Menschen aus. Damit nehmen sie sozusagen „über Gebühr" Anteil am Seelenleben einer Person. Sie tun dies aus Liebe und Loyalität dem Menschen gegenüber. Diese „Problem-Übernahme" kann seinen Anfang beim Vorbesitzer oder noch früher genommen haben, kann aber auch aktueller Natur sein bzw. durch die aktuelle Situation weitergeführt oder bestärkt werden. Das Pferd lädt sich damit eine Belastung auf, die nicht in seine natürliche Gefühlswelt passt. Seine Seele leidet unter einem dauerhaften Einfluss, der sie aus dem Gleichgewicht bringt. Langfristige Folge: Körperliches Ungleichgewicht, das sich u. a. in einer Stoffwechselstörung äußern kann und sich uns dann als Sommerekzem zeigt. Es ist nicht wichtig, seit wann oder von wem das Pferd etwas trägt. Wichtig ist nur, dass wir ihm helfen können, sich von diesem unnützen Ballast zu befreien:

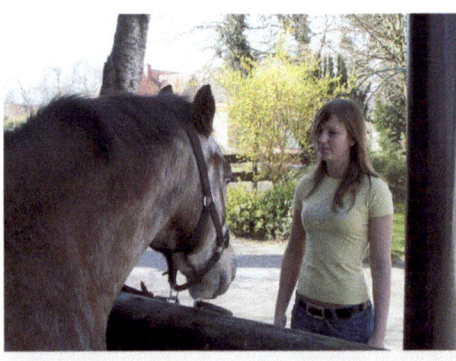

Übung: Loslassen
Schaffen Sie ein ungestörtes Umfeld ohne Publikum. Stellen Sie sich im Abstand vor Ihr Pferd, ohne es zu berühren. Sie stehen fest auf Ihrem Platz und das Pferd auf seinem. Sagen oder denken Sie nun: „Du bist ...(Name Ihres Pferdes) und ich bin ... (Ihr Name). Du bist ein Pferd und ich bin ein Mensch. Du trägst die Verantwortung für dich und ich für mich, so wie alle Menschen die Verantwortung für sich selbst tragen. Damit hast du nichts zu tun. Das ist nicht deine Aufgabe als Pferd. Ich wünsche mir von Herzen, dass du frei bist von allem, was nicht zu dir gehört." Wiederholen Sie diese Übung in den ersten Wochen öfter. Beobachten Sie, ob und wie sich Ihr Pferd verändert.

Pferde als Gehilfen

Unser bewusstes und unbewusstes Verhalten hat großen Einfluss auf die Pferdeseele und damit das Sommerekzem:

Umsorgen

Ich kenne Menschen, deren Haustiere sind dauernd krank. Der neue Welpe kränkelt kurz nach der Ankunft, die Katze wird immer dünner und keiner weiß warum, das Kaninchen hustet und das Pferd sieht den Tierarzt öfter als den Hufschmied. Hier kann ein stark ausgeprägtes Bedürfnis dahinter stecken, pflegen zu wollen. Die Tiere entsprechen dem Bedürfnis des Menschen, indem sie sich nur angenommen fühlen, wenn sie krank sind und gepflegt und umsorgt werden. Das Sommerekzem ist in einem solchen Fall eine „ausgezeichnete" Krankheit, denn sie erfordert viel Pflege. Therapien haben hier erst dann eine Chance, wenn der Mensch dieses Bedürfnis erkannt hat.

Erfolg

Manche haben ein besonderes Bedürfnis nach Erfolg. Sie sind es „gewohnt", überall vorne zu sein, oder sie wollen endlich Erfolg erleben und haben sich dafür die Plattform Pferdesport ausgesucht. Anzutreffen auch bei Eltern, denen der eigene Erfolg auf dem Pferderücken nicht vergönnt war. Nicht jede Pferdeseele ist so „robust" diesen Erfolgsdruck wegzustecken. Manche fühlt sich überfordert, weil sie meint, den Ansprüchen nicht genügen zu können. Eine Krankheit kann die Folge sein.

Angst

Angst kennt jeder. Wenn die eigene Ängstlichkeit jedoch über ein „normales" Maß hinausgeht, kann sie das Pferd und seinen Organismus sehr belasten.

Ängstliche Menschen „beruhigen" ihre Pferde gern mit Leckerlis, trauen sich wenig im Zusammensein mit dem Pferd zu und wittern in jeder Ecke eine Gefahr. Die Was-gleich-wohl-Schreckliches-passieren-wird-Angst überträgt sich auf das Pferd. Manche Pferde reagieren, indem sie die Führung übernehmen, andere zeigen deutlich ihre Unsicherheit oder Nervosität. Übertriebene Angst ist ungesund.

Eigener Standpunkt / Konsequenz

Meist gepaart mit mangelndem Selbstbewusstsein oder/und Angst ist das Fehlen eines eigenen Standpunktes. Man ist nicht konsequent in dem, was man sich vornimmt. Es ist schwierig oder gar unmöglich, Dinge tatsächlich „durchzuziehen".

Beispiele:
- Ich weiß, dass mein Pferd frech wird, wenn ich es aus der Hand füttere. Trotzdem werde ich manchmal schwach...
- Manchmal ärgert es mich sehr, dass mein Pferd beim Aufsteigen nicht still stehen bleibt.
- Eigentlich wollte ich heute einen Weg entlang reiten, den mein Pferd immer meidet. Ich habe einen Moment nicht aufgepasst, und schon ist mein Pferd vorher abgebogen. Vielleicht klappt's ja morgen...

Das Pferd reagiert im Zusammensein mit diesem Menschen, indem es die Verantwortung und die Führung übernimmt. Das kann gefährlich werden, Unfälle sind sozusagen vorprogrammiert. Das Pferd braucht die Sicherheit einer klar führenden Person, sonst wird es unsicher. Mal hü und mal hott – das ist nichts, worauf das Pferd sich verlassen kann. Fühlen Sie sich angesprochen? Dann mein Tipp: Arbeiten Sie sich langsam heran. Nehmen Sie sich nur eine Sache zur Zeit vor, aber die ziehen Sie wirklich durch. Wenn Sie es geschafft haben, loben Sie sich selbst. Dann stellen Sie sich der nächsten Konsequenz-Herausforderung.

Beweggründe

„Warum habe ich ein Pferd?" Diese Frage sollte sich jeder Pferdebesitzer stellen und ehrlich beantworten.

Die einstigen Gründe für die Anschaffung des eigenen Pferdes können sich im Laufe der Zeit verändern. So kann es dazu kommen, dass man ein Pferd gegenwärtig hauptsächlich besitzt, weil...

... man sich nicht von ihm trennen mag bzw.
... man die Entscheidung scheut

Einige Menschen begleiten uns nur für einen bestimmten Lebensabschnitt. So ist es auch mit Tieren. Eine vor Jahren getroffene Entscheidung für die Anschaffung eines Pferdes muss heute nicht mehr automatisch richtig sein. Private und berufliche Situationen ändern sich. Statt Gewissensbisse zu haben, weil man sich um sein Pferd nicht mehr ausreichend kümmern kann, sollte man nach einer besseren Möglichkeit suchen.

... man mit seinem Pferd „dazugehört" (Bekanntenkreis, Verein...)

Ein Engagement im Verein ist auch ohne eigenes Pferd möglich. Im Bekanntenkreis wird man Sie weiter willkommen heißen und wenn nicht, finden sich andere Bekannte. Wahre Freunde werden zu Ihnen stehen, egal ob Sie Pferdebesitzer sind oder nicht.

...man glaubt, niemand sonst könnte so gut zu seinem Pferd sein wie man selbst

Ein Pferd spürt, ob wir mit unserem Herzen dabei sind. Es greift unsere Stimmung auf, noch bevor sie uns selbst bewusst ist. Ein neuer Besitzer, der sich täglich über das Zusammensein mit dem Pferd freut, ein pferdebegeistertes Mädchen, das sich täglich als Pflegerin kümmert – wenn man sucht, findet sich die richtige Lösung.

Oder man besitzt ein Pferd hauptsächlich...

... als „Ersatz" für einen menschlichen Lebensgefährten

Haustiere werden immer öfter wie ein Lebensgefährte, Kind, bester Freund etc. empfunden. Menschen haben immer weniger soziale Kontakte und binden sich mehr und mehr an Tiere. Dies birgt für das Tier zwei „Gefahren". Zum einen übernimmt es durch die übermäßig enge menschliche Beziehung Teile unserer Probleme, zum anderen verlieren wir den Sinn für seine wahre Natur. Ein Pferd hat weder menschliche Bedürfnisse noch wird es jemals wie ein Mensch denken oder sich benehmen. Wenn wir es verniedlichen wie ein Kind, missachten wir seine Persönlichkeit. Achten und respektieren wir unser Pferd als das, was es ist: Ein Pferd.

... als Statussymbol

Pferde sind teuer. Entweder man hat genug Geld oder man finanziert sich das Hobby, indem man an anderen Dingen spart. Wer sich ein Pferd kaufen will, um anderen Menschen oder sich selbst etwas zu beweisen, der sollte sich lieber für eine Segelyacht oder ein teures Auto entscheiden. Um Gegenstände muss man sich nur kümmern, wenn man Zeit und Lust dazu hat.

Schenken Sie Aufmerksamkeit

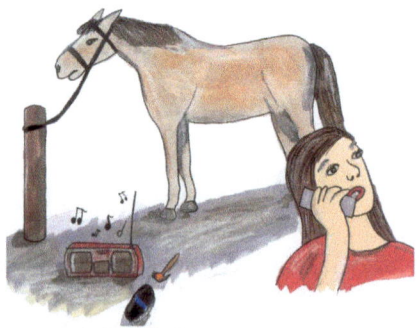

Vielleicht sind Sie ein Mensch, der gern mehrere Dinge gleichzeitig tut. Während Sie Ihr Pferd putzen, schmieden Sie mit Ihrer Freundin Pläne fürs Wochenende. Zwischendurch klingelt Ihr Handy und Sie striegeln während des Telefonierens weiter. Ihre Aufmerksamkeit schwirrt von hier nach da. Viel schöner für Ihr Pferd und für Ihre Beziehung zum Pferd wäre es, wenn Sie hundert Prozent Ihrer Aufmerksamkeit dem Pferd widmen. Nur wenn Sie „ganz da" sind, sind Sie auch mit dem Herzen dabei. Ihr Pferd spürt das. Probieren Sie's aus, Sie werden intensive Erlebnisse haben.

Berücksichtigen Sie den eigenen Gemütszustand

Jeder hat mal einen schlechten Tag. Wenn uns schlechte Laune, Gedanken des Hasses oder Wut plagen, sollten wir uns nicht mit dem Pferd beschäftigen. Unsere Stimmung und unser damit verbundenes verändertes Verhalten haben einen großen Einfluss auf das Pferd. Meist kommt an solchen Trainingstagen sowieso nichts Gutes heraus. Warten wir lieber, bis es uns besser geht und widmen uns dann unserem Pferd mit ganzem Herzen.

Vermeiden Sie nervliche Belastungen

Turniere, auf denen eine entspannte Atmosphäre der Fairness herrscht, sind eher die Ausnahme als die Regel. Konkurrenzkampf, Erfolgsdruck und Ungerechtigkeit dem Pferd gegenüber paaren sich mit angespannter Nervosität und Hektik. Ungewohnte Verhaltensweisen des Menschen, Leistung auf Knopfdruck in unvertrauter Umgebung – das verkraften viele Pferde mehr oder weniger gut. Unser vom Sommerekzem betroffenes Pferd nicht. Wir sollten ihm nervliche Belastungen ersparen, so weit es uns möglich ist.

Pferd bleibt Pferd

Auch ein Pferd mit Sommerekzem ist in erster Linie ein Pferd. Für viele Menschen bekommt die Krankheit eine solche Übermacht, dass sie die Persönlichkeit des Pferdes in den Schatten stellt. Statt den Namen des Pferdes zu nennen, ist in Gedanken oder Worten vom „Ekzemer" die Rede. Der Fokus liegt auf dem äußeren Erscheinungsbild des Tieres. Das sollten wir auf jeden Fall vermeiden. Betrachten wir das Sommerekzem als eine vorübergehende Einschränkung. Wir tun ja jetzt alles, was uns möglich ist, um unserem Pferd bei der Überwindung der Krankheit zu helfen. Wir sind auf dem besten Weg, das Sommerekzem hinter uns zu lassen. Achten und lieben wir unser Pferd als das was es ist: Eine einzigartige Persönlichkeit mit seinen Stärken und Schwächen.

Alles hat seinen Grund...

Ich bin der Meinung, dass alles seinen Grund hat. Nichts passiert einfach nur so. Wir sind auf der Welt um zu lernen und wichtige Erfahrungen zu machen. Deshalb glaube ich, dass nur derjenige ein Pferd mit Sommerekzem besitzt, der von dieser Krankheit etwas lernen kann. Was wir daraus lernen und erkennen, wird uns meist erst später bewusst. Bei dem „Lernprojekt" kann es sich um Geduld handeln, Vertrauen, Liebe, Erkennen von Manipulationen, Fürsorge, Entscheidungsfähigkeit, Konsequenz, Mut, Ehrlichkeit... Möglicherweise haben Sie wegen des Sommerekzems den Stall gewechselt und fühlen sich jetzt viel besser aufgehoben. Oder Sie haben ganz neue Erfahrungen mit Ihrem Pferd gemacht. Vielleicht haben Sie durch dieses Buch Neues

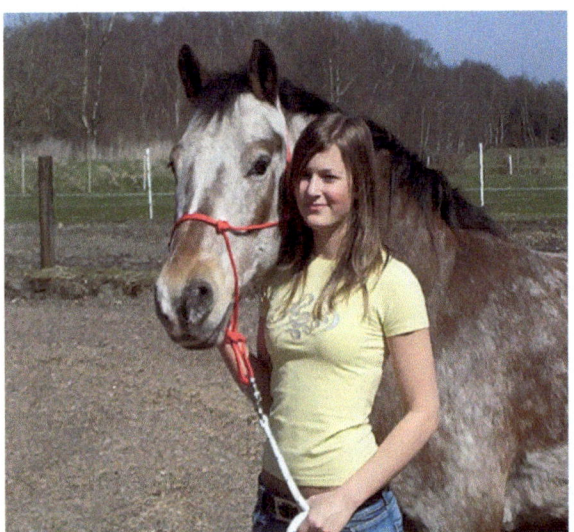

gelernt und können nun anderen Pferdebesitzern helfen. Denken Sie bitte darüber nach, was Sie durch das Sommerekzem gelernt haben. Versuchen Sie dabei, Wertungen wie gut oder schlecht zu vermeiden. Ein von uns jetzt als negativ empfundener Umstand stellt sich im Nachhinein oft als wichtige Erfahrung dar. Denn: Alles hat seinen Grund...

Liebe Leserin, lieber Leser,

auf meinen Websites www.sommerekzem-therapiehof.de und www.ratgeber-sommerekzem finden Sie weitere Informationen über das Sommerekzem wie Bezugsquellen für naturbelassene Futtermittel und andere Naturprodukte.

Weitere Veröffentlichungen finden Sie unter www.karin-koester.de.

Ich freue mich über Ihren Erfahrungsbericht. Senden Sie ihn an kontakt@sommerekzem-therapiehof.de.

EMI und die EM-Horsecare-Produkte erhalten Sie unter Angabe der Berater-Nr. 112234 bei der Emiko Handels GmbH, Meckenheim, Tel. 02225- 955 95 0, www.emiko.de

Ich habe besonders gute Erfahrungen mit den naturbelassenen Futter- und Pflegemitteln von cdVet gemacht: cdVet Naturprodukte GmbH, Fürstenau, Tel. 05901-97960, www.cdvet.de. Geben Sie die Berater-Nr. K 0003 an, dann bekommen Sie 10% Rabatt auf Ihre erste Bestellung.

Wenn Sie mehr über EM und die vielfältigen Einsatzmöglichkeiten auch in Haushalt und Garten erfahren möchten, dann empfehle ich Ihnen das Buch EM: Fantastische Erfolge mit Effektiven Mikroorganismen in Haus und Garten, für Pflanzenwachstum und Gesundheit. Anwenderbuch (Taschenbuch) von Franz-Peter Mau, erschienen im Goldmann Verlag.

Ich danke Ihnen von Herzen für Ihre Zeit und Ihr Interesse!

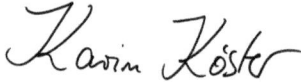

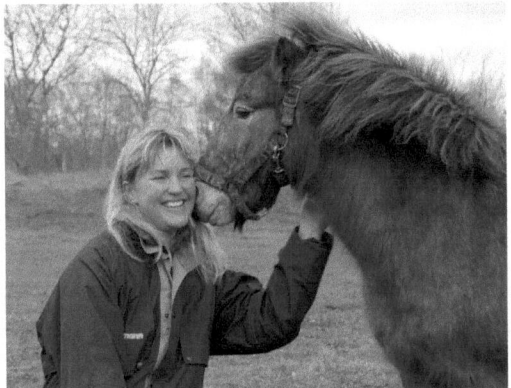